U0333116

中国医学临床百家

张力伟 /著

# 脑干胶质瘤
## 张力伟2016观点

BRAINSTEM GLIOMA

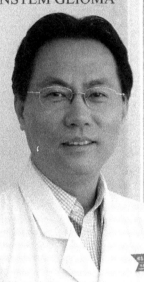

科学技术文献出版社
SCIENTIFIC AND TECHNICAL DOCUMENTATION PRESS
·北京·

## 图书在版编目(CIP)数据

脑干胶质瘤张力伟2016观点 / 张力伟著. —北京：科学技术文献出版社，2016.5

ISBN 978-7-5189-1360-2

Ⅰ.①脑… Ⅱ.①张… Ⅲ.①脑干—神经胶质瘤—诊疗 Ⅳ.① R730.264

中国版本图书馆 CIP 数据核字（2016）第 102655 号

## 脑干胶质瘤张力伟2016观点

策划编辑：孔荣华 责任编辑：孔荣华 责任校对：赵 瑷 责任出版：张志平

| | | |
|---|---|---|
| 出 版 者 | 科学技术文献出版社 | |
| 地 址 | 北京市复兴路15号 邮编 100038 | |
| 编 务 部 | （010）58882938，58882087（传真） | |
| 发 行 部 | （010）58882868，58882874（传真） | |
| 邮 购 部 | （010）58882873 | |
| 官 方 网 址 | www.stdp.com.cn | |
| 发 行 者 | 科学技术文献出版社发行 全国各地新华书店经销 | |
| 印 刷 者 | 虎彩印艺股份有限公司 | |
| 版 次 | 2016年5月第1版 2016年5月第1次印刷 | |
| 开 本 | 880×1230 1/32 | |
| 字 数 | 72千 | |
| 印 张 | 5.625 彩插14面 | |
| 书 号 | ISBN 978-7-5189-1360-2 | |
| 定 价 | 88.00元 | |

# 出版者序
## Foreword

　　中国的临床医学科研正在崛起，以北京天坛医院牵头的 CHANCE 研究成果改写美国脑血管病二级预防指南为标志，中国一批临床专家的科研成果正在走向世界。为记录、展现中国临床医学专家奋进的脚步，提高广大临床医师的诊疗水平，科学技术文献出版社出版了这套高端医学专著——《中国医学临床百家》丛书。"百家"，既指我国临床各学科的权威专家，也取百家争鸣之意。

　　目前，我国权威临床专家的科研成果多数首先发表在国外期刊上，之后才在国内期刊及会议中展现，在国内的传播速度大打折扣。如果出版专著，又为多人合著，专家个人的观点和成果精华被稀释。为缓解这种学术成果展现之痛，本丛书采取浓缩专家科研成果、成批集中展现的方式，以每年百余种的速度持续出版，每一本书展示一名权威专家对一种疾病的年度观点，重点阐述目前最新的研究成果及其临床经验，强调医学知识的权威性和时效性，以期细致、连续、全面地记录我国临床医学的发展成果。

与其他医学专著相比，本丛书具有出版周期短、持续性强、主题突出、内容精练、阅读体验佳等特点。在图书出版的同时，还通过万方数据库等互联网数字平台进入全国的医院，让各级临床医师和医学科研人员通过数据库检索到专家观点，并能迅速在临床实践中得以参考应用。

科学技术文献出版社隶属中华人民共和国科学技术部，正积极配合科技部临床科研转型战略，为国家临床医学研究基地的科研成果展现、人才培养提供支持，这是我们的使命。我们将充分利用各种有利条件和资源，打造好这套在互联网时代出版与传播的高端医学专著，为中国临床医学的创新并提高广大临床医师的诊疗水平而做出贡献。

我们将不辱使命！

《中国医学临床百家》为中国临床医学的进步而诞生，为中国临床专家的奋斗而鼓呼。

《中国医学临床百家》以为各级临床医师提供学习平台为己任，以书写中国医学科研崛起的历程为使命，以展现中国临床医学专家迈向世界的脚步而骄傲。

科学技术文献出版社

2016 年 春

# 作者简介
## Author introduction

　　张力伟，首都医科大学附属北京天坛医院神经外科主任医师、教授、博士生导师，清华大学医学院兼职教授、博士生导师。现任首都医科大学附属北京天坛医院副院长，国家神经系统疾病医学临床研究中心副主任，首都医科大学第五临床学院副院长，首都医科大学临床肿瘤中心副主任，清华大学临床神经科学研究院首席专家，国家十二五科技支撑项目"头部疾患的防治研究"项目首席专家。

　　从事神经外科工作31年，致力于颅底及脑干肿瘤的临床与基础研究，在颅底肿瘤及脑干难治性、复杂性肿瘤的临床诊疗与基础研究领域取得了突破性进展，临床治疗效果明显改善，提高了患者生活质量和生存期。开发了脑干胶质瘤治疗新靶点，引领了国内外在这一领域的诊疗与基础研究进展，提升了国际学术影响力，该研究成果发表于国际顶尖学术期刊《Nature Genetics》，这一发现被国际同仁称为"全基因组外显子测序在脑干胶质瘤发生机制及治疗分子靶点研究"项目的重大突破。在基础研究取得重大突破的基础上，带领项目组积极开展分子靶向治疗的临床前研究。先后承担国家863、国家卫生和计划生育委员会、北京市等重大科研项目，累计基金2000多万元，发表论文140篇，SCI40多篇，培养硕士、博士研究生近30人。曾获得第五届"中国医师奖"，2008年度"王忠诚中国神经外科医师年度奖"，入选北京市十百千卫生人才培养"十"层次项目。

　　现任中国医师协会神经外科分会候任会长，中国医疗保健国际交流协会颅底外科分会主任委员，中国解剖学会人脑库研究分会副主任委员，中国医师协会神经肿瘤专家委员会主任委员，中华医学会神经外科分会神经肿瘤学组组长，中国医师协会北京专家委员会主任委员，北京颅底外科多学科合作专家委员会总召集人，世界神经外科联合会（WFNS）颅底外科委员会执行委员，亚太颅底外科委员会执行委员，北京医学会神经外科分会常务委员，北京市崇文区医学会副理事长，中国研究型医院学会常务理事，国家863课题专家评审委员会委员，国家自然科学基金评选委员，教育部、国家卫生和计划生育委员会科研项目评审专家，国家卫生和计划生育委员会、总后勤部卫生部高级职称评审专家。担任《中华神经外科杂志》副主编，《Neurosurgery》杂志中文版肿瘤分册主编。

# 前 言
Preface

　　作为医生，往往希望给病人解除更多的痛苦，希望给病人更好的治疗效果，这是职业所赋予医者的一种责任，是对生命的敬畏和对生命价值的尊重。但是，医学的最大挑战就是生命与疾病的复杂性和治疗结果的不确定性。医学的复杂性让医生纠结在理想与现实的矛盾中，不能兼顾不能平衡，而作为一名脑干外科医生更是如此。

　　脑干是什么，简单的说就是人的生命中枢所在地。生命中枢赋予了我们维持生命中血液循环的心跳，摄入氧气、排除二氧化碳的呼吸及对外界反应进行理解应答的意识。如果在脑干上出现病变往往预示着不好的结果，或致残或死亡。在近代医学发展的一百多年历史中，科学技术的进步已经攻克了医学上的许多难题。过去曾被认为的医学禁区一个个被突破，新的治疗方法和技术也在改变医学的诊疗模式，这些都让生命更持久更有活力，让病人更有生存的尊严和价值。但是，脑干疾病特别是脑干胶质瘤让人们看到的还是无尽的长夜，看不到希望和尽头，还需要脑干外科医生不懈的奋斗和努力。

在医学发展的历史中，不乏可圈可点的中国医学科学家，他们引领着世界医学领域的发展，改变着世界对中国医学发展的看法。王忠诚院士就是最杰出的代表性人物之一。2008年度国家最高科学技术奖颁给了王忠诚院士，在评价他的最主要贡献时，就提到了他在脑干"可塑性"研究理论建立上的贡献。王院士让曾经的手术禁区——

脑干变得不再是禁区，他在脑干外科的历史上已经写下中国人的力量和真正的"中国制造"。

作为王院士的学生，我们的团队一直希望能够在老师建立的理论基础上进行更深入的研究，在脑干肿瘤特别是脑干胶质瘤的基础与临床研究方面有所贡献。多年来，我们在一步步艰难地跋涉着，在看到脑干肿瘤的病人一个个离世，看到他们因为没有更好的治疗手段在痛苦中挣扎，看到家属满怀希望的就诊却在得知目前治疗现状而神情恍惚又失望的离去，看到一个个无助的生命在计算最后几个月生命的期限时，我们的内心在煎熬，不断问自己，为什么选择这种治疗效果不好的疾病？为什么要每天面对着痛苦、绝望？为什么不能让自己在职业中寻找快乐？曾经想到放弃，但是想到了老师，想到了他一辈子的付出，想到病人留在我们脑海中的一个个期盼的目光，想到经过我们的努力，还能挽救一些走向死亡的病人，哪怕只有一年或者两年，这都是他们最美的时光，无论是和家人还是恋人，无论是父母对孩子，还是孩子对长辈，这些美好的时刻，都充满着回忆，让他们感受到幸福、留恋与珍惜。为了能让这些美好的时刻更长久，为了让病人有更好的治疗效果，我们还是坚持了下来。

今天，科学的发展、技术的创新让我们对脑干胶质瘤的认识越来越深入。随着基因组学、蛋白组学、影像组学等精准医学的发展与应用，未来脑干胶质瘤这个在生命中枢上最恶性的肿瘤一定会在基础研究及临床诊治上有所突破，让那些患有脑干胶质瘤的病人有更好的治疗效果，让他们不再痛苦，不再绝望，让他们可以与家人快乐地生活，分享生命旅途中的一段插曲，一段经历。

我们把脑干胶质瘤治疗和研究面临的问题及我们的观点呈现出来，它是多年临床实践、思考与研究的总结。这或许是一个科学问题，又或许是一种假设和猜想。然而无论怎样，在研究和探索的路上，未来需要更多的人关注脑干胶质瘤领域，为此付出，无论是专业和还是非专业人员。本书关于脑干胶质瘤的观点，更多的是展现了目前临床诊疗和基础研究上的问题，我相信随着科学技术的发展可能会有更多的问题被提出，我们也会及时修正和发布新的观点。由于时间所限，围绕着脑干胶质瘤还有很多问题、很多观点未能提到，加之本人能力水平所限，难免会出现许多问题，承蒙各位不吝赐教。

最后，感谢我的病人，感谢我的脑干胶质瘤的临床研究团队，我的学生，我的合作伙伴们。他们是清华大学廖洪恩、郭华、沈沁教授，刘佳博士；天坛医院神经外科张俊廷、吴震、季楠主任，肖新如、孟国路主任医师，李德岭主治医师，王宇、武文浩、张杨、于海、肖雄医生等；特别感谢泮长存博士在书稿的统筹方面做出的大量工作。

感谢多年来一直默默坚守和奉献在脑干胶质瘤领域的各位老师、各位同道们，希望关注这个领域的朋友们提出更多宝贵意见和建议，我们将不断完善"脑干胶质瘤观点"。

张力伟

# 目 录
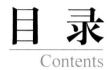
Contents

# 脑干胶质瘤的流行病学及概述

## *1* 脑干胶质瘤是儿童因脑肿瘤死亡的主要原因之一

根据 2015 年美国脑肿瘤登记平台发布的最新统计报告，中枢神经系统肿瘤已经超过白血病成为 19 岁以下儿童中发病率最高的肿瘤，死亡率仅次于白血病居第 2 位。脑干胶质瘤发病率占儿童神经系统肿瘤的 15% ～ 20%，且 80% 为弥散内生型桥脑胶质瘤 (diffuse intrinsic pontine gliomas，DIPGs)，发病高峰年龄在 6 ～ 10 岁，预后极差，中位生存期仅 9 ～ 12 个月，是儿童因脑肿瘤死亡的主要原因之一。英国每

年新发的儿童 DIPGs20 ～ 30 例，美国每年新发儿童
DIPGs100 ～ 150 例。中国的脑肿瘤注册登记平台正在
建设中，目前尚无官方统计数字。脑干胶质瘤在成人
中枢神经系统肿瘤中仅占 2% ～ 4%，相关的研究较少，
但预后较儿童脑干胶质瘤好。

## 2 脑干胶质瘤的典型临床表现

脑干胶质瘤的典型临床表现有三个主征：共济失
调、颅神经麻痹及长束征。共济失调主要表现为站立、
行走不稳，肢体协调性差，小脑性语言。颅神经麻痹
根据受累的神经不同具有不同的表现：①中脑起源的肿
瘤通常累及动眼神经、滑车神经造成复视、眼睑下垂、
瞳孔散大、眼睛向外下斜等。②桥脑起源的肿瘤累及三
叉神经造成面部感觉异常、角膜反射减退、咀嚼乏力；
累及外展神经造成同侧眼球外展活动受限，导致复视；
累及面神经导致周围性面瘫，表现为同侧额纹消失、
鼻唇沟变浅、张口偏斜；累及前庭蜗神经表现为头晕、
耳鸣、听力下降。③延髓起源的肿瘤累及后组颅神经
表现为饮水呛咳、声音嘶哑、吞咽困难，颈部僵硬不
适；累及舌下神经表现为伸舌困难、舌肌萎缩等。长束

征为肿瘤累及皮质脊髓束所致，主要表现为肌力下降、肌张力增高、腱反射亢进、病理征阳性。

## *3* 关注儿童脑干胶质瘤的非典型临床表现

临床实践中发现，在上述典型的临床症状出现之前，绝大多数患儿会出现一些非典型症状，主要包括：夜间睡眠时肢体发作性的肌阵挛样抽搐、多梦、呓语（每晚出现的时间相对恒定）、夜间盗汗、梦游、打鼾、性格和情绪的改变（脾气暴躁为主，尤其在自己的意愿无法马上得到满足时）及生长发育停滞等。这些症状或许不是脑干胶质瘤特异性的表现，但是绝大多数脑干肿瘤患儿在详细追问病史时都存在这些平时不引人注意的亚临床症状，值得患儿家属及临床医生关注，以期早期发现病变，避免漏诊。

## *4* 脑干胶质瘤不是"一个病"而是"一组病"

脑干胶质瘤是指起源于中脑、桥脑、延髓的一组胶质瘤的总称。20世纪80年代之前，脑干胶质瘤曾经被认为是一种单一的疾病。当时神经外科仍然处于"裸眼时代",神经影像、神经麻醉以及神经电生理监测等技术的发展也刚刚起步,脑干肿瘤手术的死亡率接近 100%。因此,脑干被视为"手术禁区",脑干肿瘤不管什么病理型、起源于什么部位都被视为恶性肿瘤。但是,随着影像技术的迅速发展,尤其是磁共振成像 (magnetic resonance imaging,MRI) 的出现,清楚地揭示了脑干胶质瘤的异质性。基于 MRI 的脑干胶质瘤影像学分类也随之建立。影像学上,脑干胶质瘤大体可以分为内生型和外生型,其中内生型又可以分为局灶型和弥散型。

## 5  不同部位起源的肿瘤在生长方式和临床预后方面有很大的差异

(1) 中脑胶质瘤:中脑胶质瘤大多数为局灶内生型,按起源部位又可以细分为顶盖胶质瘤、被盖胶质瘤和导水管胶质瘤。

顶盖胶质瘤中 85% 为低级别胶质瘤,15% 为高级别胶质瘤。顶盖低级别胶质瘤生长极慢,经脑室腹腔分流或内镜三脑室底造瘘手术后,可以长期保持稳定,无须手术切除肿瘤。顶盖高级别胶质瘤则发展迅速，病程短，对这类肿瘤应该采取手术与放疗化疗相结合的综合治疗措施。顶盖区是中脑内最安全的手术区域。

中脑被盖起源的胶质瘤，虽然以低级别胶质瘤多见，但是其生长速度明显比顶盖胶质瘤快，且该部位手术风险也比顶盖胶质瘤大，但随着显微神经外科技术、多模态辅助技术的发展，其手术安全性也得到了显著提高。

导水管胶质瘤相对较少见，多数为低级别胶质瘤，手术切除后，患者预后相对较好。

（2）桥脑起源的胶质瘤：桥脑腹侧起源的胶质瘤多数呈弥散性生长，被称为 DIPGs。DIPGs 是所有脑干胶质瘤中最常见的一种类型，占儿童脑干胶质瘤的 80%，以 6～10 岁的患儿最为多见；占成人脑干胶质瘤的 50% 左右。DIPGs 同时也是脑干胶质瘤中预后最差的一种类型，中位生存期仅 9～12 个月，生存期超过 2 年者仅 10% 左右。对于 DIPGs 而言，手术无法起到根除肿瘤的作用，放疗只能暂时缓解症状而无法延长总生存期，目前已知的各种化疗方案也均未能证实可以改善 DIPGs 的预后。因其相对发病率高、预后最差，DIPGs 也是目前脑干胶质瘤领域的研究难点和热点。桥脑背侧起源的肿瘤多呈外生性生长，以室管膜瘤、毛细胞型星形细胞瘤较为多见，这类肿瘤手术后预后较好。根据 2007 版世界卫生组织（WHO）中枢神经系统肿瘤分类，室管膜瘤目前已经不再属于胶质瘤这一类。局灶内生型的桥脑胶质瘤相对少见，这类肿瘤多为Ⅲ～Ⅳ级高级别胶质瘤，虽然可以手术切除，但是预后比较差，生存期在 1 年左右。

（3）延髓胶质瘤：延髓胶质瘤中最早被认识的是由 Hoffman 报道的背侧外生型延髓胶质瘤，该类肿瘤起自脑干背侧四脑室底部，穿过室管膜向四脑室内生长。临床表现以脑积水导致的颅高压症状常见，儿童患者也常出现生长发育停止现象。手术次全切除后，患者可获得较长的生存期，无须进行常规术后放疗，残余肿瘤多保持稳定，如果再生长时亦可再次手术。延髓背侧外生型肿瘤的病理类型包括毛细胞星形细胞瘤、纤维星形细胞瘤、神经节细胞胶质瘤及室管膜瘤等。

（4）延颈交界处起源的肿瘤是脑干胶质瘤中另一种比较独特的类型，这类肿瘤具有类似脊髓低级别胶质瘤的特点，手术加上后续放化疗治疗后预后较好。

## 参考文献

1.Ostrom QT, Gittleman H, Fulop J, et al. CBTRUS statistical report ：primary brain and central nervous system tumors diagnosed in the United States in 2008-2012. Neuro Oncol, 2015, 17 (Suppl 4)： iv1-iv62.

2.Frazier JL, Lee J, Thomale UW, et al. Treatment of diffuse intrinsic brainstem gliomas ：failed approaches and future strategies.J Neurosurg Pediatr, 2009, 3 (4)：259-269.

3. 王忠诚, 张俊廷, 刘阿力. 311 例脑干胶质瘤的临床特征与手术治疗. 中国医学科学院学报, 2005, 27 (1)：7-12.

4. 李德志, 阴鲁鑫, 郝淑煜, 等. 134 例脑干胶质瘤的临床特征及预后分析. 中华神经外科杂志, 2009, 25 (10)：867-870.

5.Zhang LW, Pan CC, Li DL. The historical change of brainstem glioma diagnosis and treatment ：from imaging to molecular pathology and then molecular imaging. Chinese Neurosurgical Journal,2015,1(1)： 1-4.

6.Wang CC, Zhang JT, Liu A, et al. Surgical treatment of primary midbrain gliomas. Surg Neurol, 2000, 53 (1)：41-51.

7.Dağlioğlu E, Cataltepe O, Akalan N.Tectal gliomas in children ：the implications for natural history and management strategy. Pediatr Neurosurg, 2003, 38 (5)：223-231.

8.Yeh DD, Warnick RE, Ernst RJ.Management strategy for adult patients with dorsal midbrain gliomas. Neurosurgery, 2002, 50 (4)：

735-738；discussion 738-740.

9.A Bricolo.Surgical management of intrinsic brain stem gliomas. Operative Techniques in Neurosurgery，2000，3（3）：137-154.

# 脑干胶质瘤的分子分型

## *6* 脑干胶质瘤具有时间、空间及种族异质性

脑干胶质瘤是指一组起源于中脑、桥脑和延髓的胶质瘤，其具有时间、空间及种族三个方面的异质性。

（1）时间异质性：时间异质性有两层含义。第一层含义是指肿瘤的发病率、病理类型构成及患者的生存期与年龄明显相关。脑干胶质瘤占儿童中枢神经系统肿瘤的 15% ～ 20%，在成人中仅占 2% ～ 4%。儿童脑干胶质瘤中 80% 为 DIPGs，而成人中 DIPGs 仅

占 40% ～ 50%。预后方面，儿童 DIPGs 患者的平均生存期为 9 ～ 12 个月，而成人 DIPGs 患者的平均生存期为 5 ～ 7 年。第二层含义是指脑干胶质瘤的快速持续进展性，这里主要指的是 DIPGs，对 DIPGs 的认识不能停留在某一个时间节点上，DIPGs 的影像学表现及病理类型都是随着疾病的进展不断变化的。发病之初病变的影像学表现类似于大脑半球的低级别胶质瘤（WHO Ⅰ～Ⅱ级），跟踪随访会发现肿瘤在短时间内表现出胶质母细胞瘤的影像特点；与此相应的是初诊时获得的病理（手术或者活检）多数是低级别胶质瘤，但是尸检时几乎全是胶质母细胞瘤，部分为 WHO Ⅲ级的肿瘤。这种快速进展的特点完全不同于大脑半球的低级别胶质瘤，一般局灶型的低级别大脑半球胶质瘤可以在几年甚至十几年内保持相对稳定，生长速度极其缓慢。DIGPs 从低级别到高级别的持续进展性也完全不同于大脑半球原发性胶质母细胞瘤的特点，原发性胶质母细胞瘤没有这种演变过程。DIPGs 的这种特点也从现象学层面证明了脑干胶质瘤具有不同于大脑半球胶质瘤的特性。

（2）空间异质性：空间异质性也有两层含义。第一层含义是指脑干内不同部位起源的肿瘤之间具有不同的生长方式、病理类型和预后。桥脑腹侧的肿瘤以DIPGs最多见；而桥脑背侧起源的肿瘤多数呈外生性生长，病理类型以毛细胞星形细胞瘤（WHO Ⅰ级）和室管膜类肿瘤（WHO Ⅰ～Ⅱ级）多见，这两类肿瘤手术效果好，部分患者手术可以治愈。中脑胶质瘤以局灶性生长的低级别胶质瘤为主，进展缓慢，预后良好。延髓起源的肿瘤生长方式（内生、外生、内外生）和病理类型（如毛细胞型星形细胞瘤、室管膜瘤、低级别胶质瘤、神经节细胞胶质瘤等）均呈多样性。延髓胶质瘤虽然手术风险高，但其远期生存率也高。第二层含义是指同一个肿瘤内的不同区域之间在影像学特点、病理类型、发病机制方面表现出显著的差异性，这种肿瘤内的空间异质性已经被传统影像学、MET-PET、多点活检病理分析以及分子遗传学所证实。

（3）种族异质性：种族异质性是指现有资料显示脑干胶质瘤可能存在人种间的差异。美国每年新发脑干胶质瘤200～300例，其中60%～75%为儿童DIPGs。英国每年有20～30例新发的儿童DIPGs。中国目前尚缺乏关于脑干胶质瘤的登记平台，北京天坛医院神经外科第七病房是世界上唯一一个专注于脑干疾病研究的专科病房，每年登记的脑干胶质瘤患者为 300 ～ 400 例，其中儿童和成人的比例基本相当。同欧美国家一样，儿童脑干胶质瘤以 DIPGs 最为常见，生存期和欧美儿童相当。但是成人脑干胶质瘤的比例明显高于欧美国家，达到 45% ～ 55%。此外，我国成人 DIPGs 患者的平均生存期为 1 ～ 2 年，明显差于欧美国家所报道的 5 ～ 7 年。不可否认，这种差异可能是由人群抽样误差造成的，但是在欧美人群中与预后差相关的 *H3F3A* 基因突变，几乎只见于儿童 DIPGs（78%）中。而我们的研究显示，*H3F3A* 突变在中国脑干胶质瘤患病人群中不存在年龄分布差异，这可能是中国成人 DIPGs 患者预后较差的一个原因。据此可以推测，脑干胶质瘤背后的分子机制可能存在人种之间的差异。

## 7 毛细胞型星形细胞瘤是 MAPK/ERK 单一传导通路异常激活形成的肿瘤

毛细胞型星形细胞瘤（pilocytic astrocytomas，PAs）是 MAPK/ERK 单一传导通路异常激活形成的 WHO Ⅰ级肿瘤。因此，尽管组织病理有时难以鉴别 PAs 和

WHO II 级的弥散型星形细胞瘤（diffuse astrocytomas），但二者其实具有完全不同的发病机制。不同部位的 PAs 具有不同的 MAPK/ERK 通路激活机制。脑干 PAs 最常见的激活方式是 BRAF 融合突变。BRAF 融合蛋白的检测可以用来鉴别脑干 PAs 和星形细胞瘤以及胶质母细胞瘤。

## *8*　PAs 生长缓慢是因为其存在致癌基因诱导的细胞衰老

MAPK/ERK 传导通路异常激活之后可以同时诱导细胞癌变和衰老，这种现象称为致癌基因诱导的衰老（oncogene induced senesence，OIS），二者之间形成一种平衡，因此 PAs 通常生长比较缓慢。作者曾见一女性患者自 2 岁时发现延髓肿瘤，观察 22 年无明显变化，后手术病理证实为 PAs。

## *9*　脑干 PAs 的分布及生长特点

PAs 可以发生在脑干的任一节段（中脑、桥脑、延髓），以延髓最常见，其次是中脑 - 桥脑交界处。PAs 既可以呈现外生型的生长方式，也可以呈现内生型的生长方式。外生型的脑干 PAs 多位于延髓背侧，内生型的 PAs 以中脑 - 桥脑交界处最多见。绝大多数 PAs 伴有囊变，可以是单囊也可以是多囊。多囊 PAs 的囊形态及排列多杂乱无章，囊内信号多不均一。PAs 的囊壁通常比较薄，囊液多呈淡黄色清亮。肿瘤和周边正常组织边界清楚，$T_2$ 加权像上，瘤周通常无明显异常高信号（即水肿或肿瘤细胞浸润）。

　　PAs 内部血管丰富，因此在 $T_1$ 增强像上肿瘤通常表现为明显的强化。不同于胶质母细胞瘤的是，PAs 内部的血管具有完整的血管壁，因此其强化机制类似脑膜瘤，而并非像胶质母细胞瘤那样是由于造影剂通过未成熟的新生血管壁渗入肿瘤组织间隙造成的。正因为 PAs 内部血管壁的完整性，所以肿瘤周围很少出现水肿。强化以及杂乱且信号不均一的囊变，偶尔会造成 PAs 和胶质瘤母细胞瘤在影像学上的鉴别困难。通常情况下，PAs 虽然形态不规则，信号欠均一，但是肿瘤囊壁薄，边界清，瘤周无水肿；而胶质母细胞瘤一般囊壁厚，水肿明显。

## *10* 大多数脑干 PAs 可以通过手术全切获得治愈

外生、囊变、边界清楚等特点使得脑干 PAs 获得全切或者大部分切除成为可能。手术全切后，患者可以获得治愈，无须进行放化疗，但仍需要定期复查。

## *11* 手术无法全切的脑干 PAs 首选观察，是否应早期放疗仍存在争议

对于手术无法全切的脑干 PAs，术后残余肿瘤建议首选观察。观察期间如果肿瘤无明显变化，无须进行其他治疗。目前不建议对残余肿瘤早期进行放疗，因为放疗可能会抑制肿瘤内部致癌基因诱导的细胞衰老机制，从而使肿瘤细胞的生长趋势和衰老趋势失去平衡，反而加速残余肿瘤的生长。

残余肿瘤进展时可以考虑卡铂 / 长春新碱方案进行化疗，尤其是对于不宜进行放疗的儿童患者。对于年龄较大的患者如果出现残余肿瘤复发，除化疗之外，还可以考虑局部放疗。MAPK/ERK 通路抑制剂治疗 PAs 的相关临床研究正在进行中。

## 12 脑干胶质瘤具有不同于大脑半球胶质瘤的分子生物学特性

因为 PAs 具有独特的发病机制，所以需要把它与其他 WHO Ⅱ～Ⅳ级的肿瘤分开讨论。

（1）PAs：PAs 可以分布在中枢神经系统的任何部位，以小脑和视路最为多见。大约 1/3 的视路肿瘤为 PAs，视路 PAs 中约 10% 和神经纤维瘤病 1 型（neurofibromatosis type 1，NF1）相关。反而言之，15% 的 NF1 患者合并有 PAs，其中绝大部分为视路胶质瘤。NF1 患者体内存在突变的 NF1 蛋白，野生型 NF1 蛋白具有 GTP 酶活性，能够催化 RAS 由激活状态变为失活状态，突变后的 NF1 蛋白失去了 GTP 酶活性，导致 RAS 蛋白持续处于激活状态，从而导致 MAPK/ERK 通路的过度激活。

大脑半球其他部位的 PAs 多数通过 BRAF-V600E 突变实现 MAPK/ERK 通路的过度激活；而脑干 PAs 则是以 KIAA1549：BRAF 融合突变的方式实现 MAPK/ERK 通路的过度激活。因此，脑干 PAs 和幕上 PAs 具有不完全相同的发病机制。目前尚未发现脑干 PAs 和幕上 PAs 之间存在明显的临床、影像表现和预后方面的差异，但是这种发病机制的差异对今后靶向药物的选择具有重要的指导意义。

（2）DIPGs：DIPGs 占儿童脑干胶质瘤的 80%，占成人脑干胶质瘤的 50% 左右，是最常见的脑干胶质瘤。DIPGs 预后极差，中位生存期仅 9 ～ 12 个月，是过去 30 年来脑干胶质瘤领域的主要研究对象。由于无法单纯通过手术切除改善预后，因此，针对 DIPGs 的研究以放化疗为主。最终的研究结果显示放疗无法延长 DIPGs 的生存期，只能短暂缓解症状，平均症状缓解期为 6 ～ 9 个月；各种现有的化疗方案均无法改善 DIPGs 的预后。导致这些临床研究失败的一个原因是，在缺乏 DIPGs 分子病理学研究的情况下，将其等同于成人大脑半球胶质瘤来对待。新近的研究发现，DIPGs 具有完全不同于大脑半球胶质瘤的分子病理特点。具体而言，DIPGs 具有不同于大脑半球胶质瘤的基因突变和染色体结构变异。

DIPGs 中常见的染色体结构异常包括：1q 增加，11p、13q、14q、17p、18p、22p 缺失。17p 缺失区域造成了 *TP53* 基因半合子缺失。除 13q 缺失之外，其余几种染色体结构变异在儿童幕上胶质瘤中很少出现。首个揭示 DIPGs 和幕上高级别胶质瘤之间存在本质性差异的是 2012 年发现的组蛋白 H3 突变。组蛋白 H3 是核小体的组成成分，以翻译后修饰的方式影响 DNA 和蛋白质间的相互作用，从而广泛地影响整个基因组的基因表达。80% 的 DIPGs 存在 *H3F3A-K27M*（58% ～ 65%）或 *HIST1H3B-K27M*（12% ～ 19%）突变。*H3F3A-K27M* 突变的分布具有位置特异性，仅见于中线部位肿瘤（丘脑、脑干、小脑和脊髓），以 DIPGs 最为多见，在大脑半球的高级别胶质瘤中则极其罕见。*H3F3A-G34V/R* 则正好相反，只见于大脑半球的高级别胶质瘤中。*H3F3A-K27M* 突变型的 DIPGs 预后明显比野生型差；而 *H3F3A-G34R/V* 突变型的幕上高级别胶质瘤预后明显比野生型好。*H3F3A-K27M* 突变型和 *H3F3A-G34R/V* 突变型在患者的年龄分布上也具有差异：*H3F3A-K27M* 突变型患者的中位年龄为 10.3 岁，而 *H3F3A-G34R/V* 突变型患者的中位年龄为 18 岁。

*ACVR1* 是另一个表现出高度 DIPGs 特异性突变的基因，见于 20% ～ 32% 的 DIPGs 患者。此前对 *ACVR1* 的认识仅限于：生殖细胞中 *ACVR1* 的激活性

突变可以使 BMP 通路异常活化，从而导致骨纤维异常增殖症（fibrodysplasia ossificans progressiva，FOP）。DIPGs 患者肿瘤细胞中发现的 *ACVR1* 突变和 FOP 患者生殖细胞来源的 *ACVR1* 突变完全一样。迄今为止还未在任何其他肿瘤中发现 *ACVR1* 的基因突变，这又一次证明了 DIPGs 和幕上胶质瘤之间的差异性。

*PPM1D* 是调节 DNA 损伤修复系统的一个重要基因，该基因的突变在中枢神经系统胶质瘤中也表现出位置特异性的分布：*PPM1D* 在脑干胶质瘤中的突变率为 10% ～ 12%，而在幕上胶质瘤中则不到 2%。与 *H3F3A-K27M* 和 *ACVR1* 的不同之处是，*PPM1D* 基因突变没有年龄分布的差异，也不局限于 DIPGs。

## *13* 成人和儿童脑干胶质瘤具有不同的生物学特性

如前所述，脑干胶质瘤高发于儿童，约占儿童脑肿瘤的 15% ～ 20%；在成人脑肿瘤中仅占 2% ～ 4%。因为成人脑干胶质瘤的发病率相对儿童较低，所以目前针对成人脑干胶质瘤的基因组学、转录组学、表观遗传学数据仍然比较少。但是，我们最近在成人脑干

胶质瘤中发现之前在儿童 DIPGs 的研究中从未被发现
的 *IDH1* 突变，具有 *IDH1* 突变的脑干胶质瘤患者中位
年龄为 43 岁。在儿童 DIPGs 中最常见的基因突变为
*H3F3A-K27M*、*HIST1H3B-K27M* 和 *ACVR1* 激活性突
变。其中 *H3F3A-K27M* 突变型 DIPGs 的患儿中位年龄
为 10.8 岁；而 *ACVR1* 突变通常与 *HIST1H3B-K27M* 共
存，具有这两种突变的 DIPGs 患儿年龄多在 5 岁左右。
以上发现表明，不仅成人和儿童脑干胶质瘤之间具有
完全不同的分子生物学差异，而且儿童脑干胶质瘤内
部不同年龄段起病的患儿也具有不同的分子生物学特
性。据此可以推测，不同年龄段来源的脑干胶质瘤可能
具有不同的细胞起源。

## 14 基于 *IDH1*、*H3F3A*、*TP53*、*PPM1D* 突变状态的脑干胶质瘤的分子分型

目前根据 *IDH1*、*H3F3A*、*TP53*、*PPM1D* 四个基
因的突变状态可以将脑干胶质瘤分成六种类型。*IDH1*
和 *H3F3A* 突变可以影响整个基因组的甲基化状态，
其中 *IDH1* 突变导致整个基因组高甲基化，*H3F3A-
K27M* 突变导致整个基因组低甲基化，二者以互相排斥

(mutually exclusive）的方式存在。*IDH1* 突变型脑干胶质瘤见于成人，中位年龄 43 岁；*H3F3A-K27M* 突变主要见于儿童 DIPGs，中位年龄 10.8 岁。*TP53* 和 *PPM1D* 突变具有相同的功能，二者之间同样以互相排斥的方式存在。*PPM1D* 突变只存在于 *H3F3A-K27M* 突变的肿瘤中，*TP53* 突变与 *H3F3A-K27M*、*IDH1* 突变之间没有固定的搭配关系。具体而言，这六种类型分别是：*IDH1* 和 *TP53* 共突变型（24%），*H3F3A-K27M* 和 *TP53* 共突变型（27%），*H3F3A-K27M* 和 *PPM1D* 共突变型（18%），只有 *H3F3A-K27M* 突变型（3%），只有 *TP53* 突变型（6%），以及最后一种未知型（不含 *IDH1*、*H3F3A*、*TP53*、*PPM1D* 中的任何一个基因突变，目前该类型还是一个黑匣子，有待进一步的研究）。*H3F3A*、*TP53*、*PPM1D* 突变的存在均提示预后较差，而存在 *IDH1* 突变的患者预后相对较好。这种分子分类的临床意义仍然有待进一步的研究。

## *15* 儿童 DIPGs 的分子病理亚型

DIPGs 并不是一个病理诊断。Jansen 等对来自 13 个活检报告中的 108 例 DIPGs 的组织病理进行了汇总分析，结果显示 37 例为间变星形细胞瘤、27 例为胶质母细胞瘤、22 例为低级别胶质瘤（WHO II 级）、3 例为间变少枝星形细胞瘤，19 例未明确具体类型。但是DIPGs 尸检病理分析显示，绝大部分为胶质母细胞瘤。活检组织病理分析的准确性受取材时间（病程早期、中期还是晚期）和取材位置的影响比较大。综合分析活检和尸检的结果可以发现，DIPGs 具有不断进展的特点，最终从 WHO II 级的低级别胶质瘤进展到 WHO IV级的胶质母细胞瘤。因此，单纯从疾病发展过程中的某一个时间节点所获得的病理诊断来理解 DIPGs 并指导后续的治疗，是非常片面的。实践也证明，不同病理类型的DIPDs 患者在总生存期方面没有差异。那么推动 DIPGs不断进展的内在驱动力是什么？基因组学、表观遗传学及表达谱分析结果或许可以为此提供一丝线索。

最简单的分子分型方法是根据 *H3F3A-K27M* 突变状态将 DIPGs 分为 *H3F3A-K27M* 突变型和野生型。*H3F3A-K27M* 存在于 70% 左右的 DIPGs 患者中，可以导致整个基因组低甲基化，影响全基因组的基因表达。临床上 *H3F3A-K27M* 突变型的 DIPGs 患者预后明显比野生型差，根据 Khuong-Quang DA 等的报道，前者的平均生存期为（0.73±0.48）年，后者为（4.59±5.55）年。基因拷贝数变异分析发现，*H3F3A-K27M* 突变型 DIPGs 中存在高频的 PDGFRA 和 PVT-1/MYC 数目增加，而野生型肿瘤中则存在高频的 MYCN 拷贝数增加。

最近，PawelBuczkowicz 等根据 DNA 甲基化谱的分析结果将 DIPGs 分成了三种亚型，分别是静默型（slient 型）、MYCN 型和 H3-K27M 型。这一分型得到了染色体结构变异分析、基因突变分析、基因表达谱分析以及临床资料的验证。静默型 DIPGs 具有相对稳定的基因组，基因突变的频率显著低于 MYCN 型和 H3-K27M 型。在他们的研究中，所有组织病理为低级别胶质瘤的 DIPGs 均为静默型。静默型 DIPGs 患儿的平均年龄 [（4.81±1.64）岁] 显著低于非静默型 [（6.89±2.62）岁]。表达谱分析发现，静默型 DIPGs 中存在 WNT 通路以及 *MDM2*、*MSMP*、*ADAM33* 等基因的过表达。静默型 DIPGs 中 44.4% 的肿瘤存在 *K27M-H3F3A* 或 *K27M-HIST1H3B* 突变。静默型 DIPGs 中不存在酪氨酸受体激酶（RTKs）的扩增，这意味着 RTKs 抑制剂对该类 DIPGs 亚型可能不起作用。虽然存在这种显著性差异，但是静默型 DIPGs 患儿的生存期和另外两种类型之间没有统计学差异。

MYCN 型 DIPGs 存在 2 号染色体短臂碎裂，导致 *MYCN* 和 *ID2* 基因拷贝数扩增并伴随过表达，其中 *MYCN* 的表达水平为 H3-K27M 型的 4 倍、静默型的 8 倍；*ID2* 的表达水平为 H3-K27M 型的 2.5 倍、静默型的 5 倍。MYCN 型 DIPGs 基因组表现出高甲基化，临床上该型 DIPGs 的组织病理类型多为高级别胶质瘤。但是 MYCN 型 DIPGs 中未发现恒定的基因突变（recurrent mutations），因此 RTKs 抑制剂和抗组蛋白药物对 MYCN 型 DIPGs 的治疗无效。

H3-K27M 型 DIPGs 存在高频的组蛋白 H3 编码基因突变（*H3F3A*、*HIST1H3B*、*HIST1H3C*），这一类型的 DIPGs 基因组极不稳定。端粒替代延长现象（alternative lengthening of telomeres，ALT）仅存在于 H3-K27M 型 DIPGs 中，存在 ALT 的肿瘤发病年龄较大。*PVT1*，*MYC*，*PDGFRA* 等基因的扩增也仅见于这组肿瘤中。该组肿瘤 *TP53* 的突变频率明显高于其他两组（67.9% *vs.* 33.3%）。综合以上特点，针对 H3-K27M 型 DIPGs 的治疗难以通过针对某一成瘤机制的单一药物来完成，需要多药联合应用才能取得效果。

## *16* 替莫唑胺同步放化疗 + 替莫唑胺辅助化疗无法改善 DIPGs 的预后

DNA 携带细胞生命过程所需要的全部信息，保证 DNA 的稳定性和完整性对每个细胞而言都至关重要。细胞内存在一套庞大而复杂的 DNA 损伤修复机制。轻微的 DNA 损伤可以修复如初；较重但非致死性的损伤难以得到完全修复，部分修复的 DNA 可能导致细胞癌变。DNA 损伤非常严重无法修复时，细胞会启动程序性死亡。放疗和烷化剂类化疗药物是通过造成 DNA 严重损伤来杀伤肿瘤细胞的。

替莫唑胺（temozolomide，TMZ）同步放化疗 +TMZ 辅助化疗可以显著改善成人幕上胶质母细胞瘤的预后，尤其是对存在甲基鸟嘌呤甲基转移酶（O6-methylguanine-DNA methyltransferase，MGMT）启动子甲基化的患者。原因在于 MGMT 可以对抗 TMZ 对 DNA 的烷化作用，MGMT 启动子甲基化会造成基因失活，在缺乏 MGMT 的情况下，甲基化的 DNA 接受射线照射后发生严重的损伤诱导细胞进入凋亡程序。但是，儿童肿瘤协作组（chlidren oncology group，COG）的 II 期临床试验发现，TMZ 同步放化疗 +TMZ 辅助化疗方案并不能改善 DIPGs 的预后。原因在于 DIPGs 中存在多种形式的对抗 TMZ 烷化作用的机制。首先是 MGMT，免疫组化显示部分 DIPGs 中存在 MGMT 的正常表达。其次是 PARP1（poly ADP-ribose polymerase）过表达，PARP1 可以识别 TMZ 或放射线造成的 DNA 损伤，启动修复机制，PARP1 的过表达可以导致 DIPGs 对放化疗和 TMZ 化疗抵抗。最后一种机制是 PPM1D 和 TP53 突变，正常情况下 PPM1D 和 TP53 可以调控细胞周期检测点蛋白，发生 DNA 损伤的细胞无法通过检测点进入细胞周期进行分裂，从而进入凋亡渠道。但是突变体 PPM1D 和 TP53 蛋白导致细胞周期检测点功能异常，无法阻止携带严重 DNA 损伤的细胞进入细胞周期，如此一来虽然 TMZ 和放射线已经对 DNA 造成了严重的损伤，但是癌细胞不会进入凋亡渠道，而是通过放宽了条件的细胞周期检测点进入细胞周期进行分裂。

## *17* 脑干胶质瘤潜在治疗靶点及靶向药物研究的难点

目前的研究结果显示，脑干胶质瘤潜在的治疗靶点主要包括 IDH1/IDH2、H3、PPM1D、ACVR1 及 PDGFRA。体外细胞学研究显示，阻断突变体 IDH1 或 IDH2 可以降低细胞内致癌代谢物 2-羟戊二酸 (2-hydroxyglutarate,2-HG) 的水平，诱导肿瘤细胞分化，抑制肿瘤增殖，但是突变体 IDH1/IDH2 抑制剂不会诱导肿瘤细胞凋亡。突变体组蛋白 H3 也是一个非常具有潜力的治疗靶点，但是相关研究目前仍十分少见。针对突变体 PPM1D 的小分子抑制剂在细胞及动物模型研究中可以抑制多种肿瘤细胞的生长，并能增加肿瘤细胞对放疗的敏感性。目前针对 ACVR1 和 PDGFRA 的抑制剂有很多，相关的临床试验也正在进行中。

所有靶向药物研究中面临的一个共同问题是药物如何通过血脑屏障，血脑屏障的通过率直接影响到药物在脑干内能否达到有效的浓度。局部给药或者联合开放血脑屏障的系统给药将是未来研究的难点。靶向药物并不是广谱的，寻找可靠、实用的分子标志物是靶向药物研究的另一个热点。脑干胶质瘤内存在具有不同生物学特性的多克隆亚群，单一的靶向药物只能对某一个细胞亚群发挥作用，对其他的细胞亚群则无效。根据进化论的观点，单一的靶向药物对肿瘤起到了自然选择的作用，一个细胞亚群的灭亡必然伴随着其他亚群的发展壮大，这也是肿瘤耐药的一个机制。因此，多个靶向药物联合应用才能防止肿瘤的复发和耐药。部分脑干胶质瘤存在 PDGFRA、EGFR 的激活性突变或过表达，PDGFRA 和 EGFR 都属于 RTKs，不同 RTKs 可以激活不同的信号传导通路，研究显示这些通路之间存在交叉激活的现象，因此 RTKs 抑制剂不能单独应用，必须多个通路的抑制剂联合应用，否则单一通路的阻断会诱导肿瘤激活其他 RTKs 信号传导通路，从而导致肿瘤耐药。

## 参考文献

1.Guillamo JS，Monjour A，Taillandier L，et al. Brainstem gliomas in adults：prognostic factors and classification. Brain，2001，124（Pt12）：2528-2539.

2.Mursch K，Halatsch ME，Markakis E，et al.Intrinsic brainstem

tumours in adults ：results of microneurosurgical treatment of 16 consecutive patients. Br J Neurosurg, 2005, 19 (2)：128-136.

3.Puget S, Beccaria K, Blauwblomme T, et al.biopsy in a series of 130 pediatric diffuse intrinsic pontine gliomas.Childs NervSyst, 2015, 31 (10)：1773-1780.

4.Yoshimura J, Onda K, Tanaka R, et al.Clinicopathological study of diffuse type brainstem gliomas ：analysis of 40 autopsy cases. Neurol Med Chir (Tokyo), 2003, 43 (8)：375-382.

5.Capelle L, Fontaine D, Mandonnet E, et al.Spontaneous and therapeutic prognostic factors in adult hemispheric World Health Organization Grade Ⅱ gliomas ：a series of 1097 cases ：clinical article. J Neurosurg, 2013, 118 (6)：1157-1168.

6.Fisher PG, Breiter SN, Carson BS, et al. A clinicopathologic reappraisal of brain stem tumor classification.Identifi-cation of pilocystic astrocytoma and fibrillary astrocytoma as distinct entities.Cancer, 2000, 89 (7)：1569-1576.

7. 王忠诚，张俊廷，刘阿力 . 311 例脑干胶质瘤的临床特征与手术治疗 . 中国医学科学院学报，2005，27 (1)：7-12.

8.Wang CC, Zhang JT, Liu A, et al. Surgical treatment of primary midbrain gliomas. Surg Neurol, 2000, 53 (1)：41-51.

9.A Bricolo.Surgical management of intrinsic brain stem gliomas. Operative Techniques in Neurosurgery, 2000, 3 (3)：137-154.

10.Hoffman LM, DeWire M, Ryall S, et al.Spatial genomic heterogeneity in diffuse intrinsic pontine and midline high-grade glioma：implications for diagnostic biopsy and targeted therapeutics. Acta Neuropathol Commun，2016，4（1）：1.

11.Hargrove D，Bartels U，Bouffet E.Diffuse brainstem glioma in children：critical review of clinical trials.lancet Onco，2006，7（3）：241-248.

12.Frazier JL，Lee J，Thomale UW，et al.treatment of diffuse intrinsic brainstem gliomas：failed approaches and future strategies. J NeurosurgPediatr，2009，3（4）：259-269.

13.Wu G，Broniscer A，McEachron TA，et al.somatic histone H3 alterations in pediatric diffuse intrinsic pontine gliomas and non-brainstem glioblastomas.Nat Genet，2012，44（3）：251-253.

14.Sturm D，Witt H，Hovestadt V，et al.Hotspot mutations in H3F3A and IDH1 define distinct epigenetic and biological subgroups of glioblastoma. Cancer Cell，2012，22（4）：425-437.

15.Zhang L，Chen LH，Wan H，et al.Exome sequencing identifies somatic gain-of-function PPM1D mutations in brainstem gliomas. Nat Genet，2014，46（7）：726-730.

16.Jones DT，Gronych J，Lichter P，et al.MAPK pathway activation in pilocytic astrocytoma. Cell Mol Life Sci，2012，69（11）：1799-1811.

17.Warren KE，Killian K，Suuriniemi M，et al.Genomic aberrations in pediatric diffuse intrinsic pontine gliomas. Neuro Oncol，2012，14（3）：326-332.

18.Zarghooni M，Bartels U，Lee E，et al.Whole-genome profiling

of pediatric diffuse intrinsic pontine gliomas highlights platelet-derived growth factor receptor alpha and poly（ADP-ribose）polymerase as potential therapeutic targets. J Clin Oncol，2010，28（8）：1337-1344.

19.Fontebasso AM，Papillon-Cavanagh S，Schwartzentruber J，et al.Recurrent somatic mutations in ACVR1 in pediatric midline high-grade astrocytoma. Nat Genet，2014，46（5）：462-466.

20.Buczkowicz P，Hoeman C，Rakopoulos P，et al.Genomic analysis of diffuse intrinsic pontine gliomas identifies three molecular subgroups and recurrent activating ACVR1 mutations. Nat Genet，2014，46（5）：451-456.

21.Jansen MH，Van Vuurden DG，Vandertop WP，et al.Diffuse intrinsic pontine gliomas：a systematic update on clinical trials and biology. Cancer Treat Rev，2012，38（1）：27-35.

22.Khuong-Quang DA，Buczkowicz P，Rakopoulos P，et al.K27M mutation in histone H3.3 defines clinically and biologically distinct subgroups of pediatric diffuse intrinsic pontine gliomas. Acta Neuropathol，2012，124（3）：439-447.

23.Stupp R，Mason WP，van den Bent MJ，et al.Radiotherapy plus concomitant and adjuvant temozolomide for glioblastoma. N Engl J Med，2005，352（10）：987-996.

24.Hegi ME，Diserens AC，Gorlia T，et al.MGMT gene silencing and benefit from temozolomide in glioblastoma. N Engl J Med，2005，352（10）：997-1003.

25.Cohen KJ，Heideman RL，Zhou T，et al.Temozolomide in

the treatment of children with newly diagnosed diffuse intrinsic pontine gliomas : a report from the Children's Oncology Group. Neuro Oncol, 2011, 13 (4): 410-416.

26.Pirozzi CJ, Reitman ZJ, Yan H.Releasing the block : setting differentiation free with mutant IDH inhibitors. Cancer Cell, 2013, 23 (5): 570-572.

27.Wang F, Travins J, DeLaBarre B, et al.Targeted inhibition of mutant IDH2 in leukemia cells induces cellular differentiation. Science, 2013, 340 (6132): 622-626.

28.Rohle D, Popovici-Muller J, Palaskas N, et al.An inhibitor of mutant IDH1 delays growth and promotes differentiation of glioma cells. Science, 2013, 340 (6132): 626-630.

29.Reitman ZJ.Smaller protein, larger therapeutic potential : PPM1D as a new therapeutic target in brainstem glioma. Pharmacogenomics, 2014, 15 (13): 1639-1641.

30.Taylor KR, Mackay A, Truffaux N, et al.Recurrent activating ACVR1 mutations in diffuse intrinsic pontine glioma. Nat Genet, 2014, 46 (5): 457-461.

31.Taylor KR, Vinci M, Bullock AN, et al.ACVR1 mutations in DIPG : lessons learned from FOP.Cancer Res, 2014, 74 (17): 4565-4570.

32.Xu AM, Huang PH.Receptor tyrosine kinase coactivation networks in cancer. Cancer Res, 2010, 70 (10): 3857-3860.

# 脑干胶质瘤影像学发展的回顾与展望

## *18* 脑干胶质瘤影像分类的发展过程及手术指征的建立

1971 年 CT 应用于临床。1987 年 Stroink 等结合脑干胶质瘤的 CT 表现和手术所见，把脑干肿瘤分为四种类型，分别是：①Ⅰ型：背侧外生型肿瘤，等密度，明显强化；②Ⅱ型：弥散内生型肿瘤，又分为Ⅱa 低密度不强化型和Ⅱb 高密度强化伴有外凸性成分型；③Ⅲ型：局灶内生型囊性肿瘤，囊壁强化；④Ⅳ型：局灶内生型实性肿瘤，等密度，明显强化。虽然这个分型不能涵盖脑干胶质瘤的全部影像学表现，但是它能够在一定程度上评估手术的预期效果和患者的最终预后。而且，其中已经具备了进行脑干胶质瘤影像分型需要的基本依据，即生长方式和肿瘤影像学特点。生长方式首先分为外生型和内生型，内生型又可以分为弥散型和局限型两种。肿瘤的影像特点在 CT 上表现为密度变化、是否强化和是否囊变等。

1985 年，Epstein 结合脑干胶质瘤的 MRI 表现及术中所见提出了基于生长方式的分类框架。该分类将脑干胶质瘤根据生长方式分为内生型、外生型和播散型，其中内生型又分为弥散型、局灶型和延颈髓型；外生型根据外凸部分生长方向分为桥脑小脑角（CPA）型、桥臂型和凸入四脑室型的三种亚型。Epstein 的分类侧重生长方式，其假设是不同病理类型的肿瘤有不同的生长方式，不同的生长方式决定了是否可以选择手术治疗。所以，在他的分类中延颈髓型脑干胶质瘤所代表的并不仅仅是部位，更多的是一种生长方式，肿瘤从高位颈髓向上生长，由于性质偏良性，生长过程中受到锥体交叉、丘系交叉以及软膜的限制而改变生长方向凸向延髓闩部，并突破闩部进入四脑室，所以其预后更类似于髓内的低级别肿瘤，手术效果良好。而背侧外生型肿瘤在 Epstein 的分类中则是延髓内局灶型生长的肿瘤，同样由于性质偏良性，受到周围纤维束的限制而改变生长方向，穿过室管膜向四脑室生长，这类肿瘤同样预后良好，手术后甚至可以获得治愈。这种低级别肿瘤生长受到周围正常结构限制的说法并不是单纯的猜想，Scherer 的研究曾证实了这一点。

1990 年，Barkovich 首次将肿瘤起源部位引入分型框架中，整合已有的分型，提出了新的分型标准，依据包括生长方式（内生 / 外生、弥散 / 局限）、肿瘤起源部位（中脑、桥脑、延髓）和肿瘤自身特点（脑干肿胀的程度、肿瘤出血或坏死、有无脑积水）三大方面。由于脑干胶质瘤是一个复杂的疾病，影像学表现多种多样，所以这个分型只是提供了分类依据，而没有真正反映出脑干不同节段肿瘤的生物学特性。

但是，总的来说判断一个脑干胶质瘤是否适合手术主要有两个参考点：第一，外生还是内生，外生型基本都可以手术；第二，内生型肿瘤是局限型还是弥散型生长，局限型大多可以手术，而弥散型生长的肿瘤无法手术。肿瘤部位主要用来进行手术安全性的评估，从宏观上评价脑干各个节段病变对生命安全的影响，以桥脑部位手术最安全，中脑其次，延髓最危险；但是从微观层面上分析，中脑、桥脑、延髓又各有其相应的相对安全区域。中脑顶盖部手术最安全，其次是导水管，最后是被盖区域。桥脑侧方入路相对安全，腹侧容易损伤皮质脊髓束，背侧四脑室底入路容易造成永久性的颅神经核团损伤，比如面具脸、眼球固定等。延髓肿瘤手术风险性最高，其中最危险的区域是迷走神经三角、舌下神经三角以及延髓闩部，这些区域的损伤容易导致呼吸、吞咽功能异常；其次是延髓锥体，损伤后容易导致患者偏瘫或四肢瘫痪。

## *19* "强化"不等于"高级别"

一般而言，MRI 增强扫描显示肿瘤有强化，表示肿瘤的恶性程度比较高，至少是 WHO Ⅲ级的间变性星形细胞瘤、间变性少枝细胞瘤或间变性少枝星形细胞瘤，甚至是 WHO Ⅳ级的胶质母细胞瘤。但是对于肿瘤强化的临床意义要具体情况具体分析。文字不能代替事物本身，影像报告中的描述也不能代替阅片。"强化"

二字仅仅是一个二分类的定性描述，逻辑上只有"强化"和"不强化"两个类别。然而实际上，胶质瘤的强化方式可谓千姿百态。

胶质母细胞瘤生长迅速，肿瘤细胞可以自分泌血管生长因子诱导新生血管形成，但是肿瘤诱导形成的新生血管管壁并不完整，其通透性高，因此 MRI 增强扫描显示胶质母细胞瘤具有明显的强化，同时血管内的组织液从异常新生血管外渗导致肿瘤周边存在明显的水肿区域。除此之外，由于胶质母细胞瘤的血液供应无法满足肿瘤细胞生长的需要，肿瘤中心区域因为缺氧而坏死，所以胶质母细胞瘤的强化多为不规则、厚壁的环形强化，中心为坏死区域，强化周边伴有大量的水肿。间变性胶质瘤可以强化，也可以不强化，强化的肿瘤多表现为散在的点状、片状、云絮状或团块状强化，强化程度多不如胶质母细胞瘤明显，肿瘤内部无坏死区域，周边亦缺乏明显的水肿。不强化的间变性胶质瘤在 MRI 影像上通常难以与低级别肿瘤鉴别，因此影像学诊断容易低估这部分肿瘤的病理级别，从而延误治疗时机。因此，开发新的成像或图像分析技术以准确地区别不强化的 WHO Ⅲ级的间变性胶质瘤和

WHO Ⅱ级的低级别肿瘤，具有重要的临床价值。

除了高级别胶质瘤外，WHO Ⅰ级胶质瘤如毛细胞星形细胞瘤同样可以表现出明显的强化。但是毛细胞星形细胞瘤的强化机制与脑膜瘤极为相似，这是因为肿瘤内部血管丰富，而不是因为血管壁不完整、血脑屏障通透性增加所致，所以毛细胞星形细胞瘤在强化的同时并不伴有明显的瘤周水肿。由于毛细胞星形细胞瘤是 MAPK/ERK 单一传导通路异常激活导致的肿瘤，该通路可以同时诱导细胞瘤变和衰老，因此毛细胞星形细胞瘤生长极其缓慢。这种细胞衰老是一种有序的退变，可以推测细胞衰老的最终结果是导致肿瘤内部形成大量的囊变。临床实践中观察到，绝大多数毛细胞星形细胞瘤均伴有囊变，囊的形态多数杂乱、不规则，但是囊壁薄，囊壁和周边组织边界清楚。部分毛细胞星形细胞瘤就诊时可以无囊变。

除了胶质瘤外，室管膜瘤大多数也强化，强化呈不规则多环样，典型者呈肥皂泡样强化，除强化方式外，室管膜瘤还有其他许多特点可供鉴别诊断。

神经节细胞胶质瘤是延髓背侧较为常见的肿瘤之一，该肿瘤既可以表现为强化，也可以表现为不强化。

神经节细胞胶质瘤的强化程度比较明显，多呈团块状或云絮状，也可以表现为整个肿瘤均匀一致的显著强化。

除了脑干起源的肿瘤，脑干转移癌也可以表现出极为明显的强化及显著的瘤周水肿，和胶质母细胞瘤不同的是转移癌内部一般无坏死区域。

综上所述，脑干胶质瘤在 MRI 增强扫描上出现强化，并不意味着肿瘤一定是高级别的，部分低级别肿瘤也可出现明显的强化，需要具体情况具体分析。

## *20* 传统磁共振成像技术面临的挑战

（1）传统磁共振成像技术无法显示脑干内的纤维束结构：生命在于运动，运动功能的丧失会严重降低患者的生活质量，继发一系列的并发症，同时加重家庭的护理和经济负担。因此，保护患者的运动功能在脑干肿瘤手术中至关重要。运动功能相关的身体指标包括四肢肌肉的力量和肌肉的协调能力。皮质脊髓束损伤会导肌力下降、肌张力增高和腱反射亢进。内侧丘系、脊髓小脑束以及桥臂纤维损伤会影响肌肉的协调能力。因此，要保留高水平的运动功能，就要尽量避免对皮质脊髓

束、内侧丘系、脊髓小脑束和桥臂纤维的损伤。传统的
$T_1$、$T_2$ 加权成像技术无法显示脑干内部的纤维束结构，
因此，在之前很长的一段时间内神经外科医生只能根
据临床经验预测肿瘤和纤维束的位置关系。这种基于个
人临床经验的手术面临两大难题：第一，为避免伤及纤
维束，手术中相对保守，没有达到最大安全程度地切
除；第二，术前对肿瘤和纤维束的位置关系预判失误，
手术造成新的或加重现有的运动功能障碍。近年来磁共
振弥散张量成像技术在一定程度上解决了这一难题。

（2）传统磁共振成像技术无法显示脑干内部的核
团：脑干内部除了大量的纤维束之外，还密布着大量的
神经核团，主要包括十二对颅神经核团和存在于网状
结构中的大量非颅神经核团。核团之间存在密切的联
系，多数非颅神经核团的功能仍未研究清楚。其中管
理呼吸运动及心血管活动的核团对维持患者最基本的
生命活动至关重要。呼吸功能障碍从重到轻包括：丧失
自主呼吸需要永久性的呼吸机辅助呼吸、丧失咳嗽反
射需要永久性的气管切开、夜间呼吸睡眠暂停综合征
（或许是某些延髓肿瘤术后患者猝死的原因）。心血管活
动的异常主要表现为体位性的低血压，导致患者只能

长期卧床。目前由于手术中无法通过电生理监测手段来探测呼吸中枢的位置，所以通过影像技术的发展首先从结构上探明呼吸相关核团的分布及其和肿瘤的关系具有极大的临床价值。当然由于核团体积小，脑干随呼吸、心跳持续搏动及脑脊液干扰等因素的存在，目前的主流 3T 磁共振扫描仪很难单纯通过成像序列的优化实现核团成像。我们联合清华大学医学影像研究中心，在这方面已经做了很多尝试（图 1），然而这些技术还

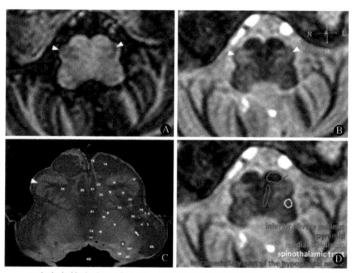

A、B 中白色箭头为下橄榄核；C 为脑干标本体外 11.4T 磁共振扫描得到的图谱；D. 绿色：皮质脊髓束，蓝色：内侧丘系，红色：下橄榄核，粉色：舌下神经，黄色：小脑下脚。

图 1  使用翻转恢复技术在 3T 上得到的神经核团信息（彩图见彩插 1）

处于实验室开发阶段，没有应用到临床应用中。我们相信 3T 成像系统在成像分辨率方面可以达到亚毫米级（图 2），相信会在未来更好地推动这方面的发展。

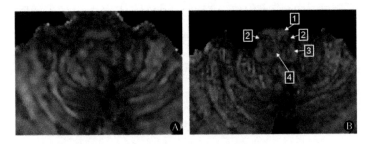

1：皮质脊髓束，2：下橄榄核，3：小脑下脚，4：内侧丘系。
图 2　高分辨率 DTI 成像提供的更精细的纤维束和结构信息
（彩图见彩插 2）

（3）传统磁共振成像技术无法精确描绘肿瘤边界：可以把神经导航比作神经外科手术中的 GPS 定位系统，导航所采用的"地图"一般是传统的 $T_1$、$T_2$、Flair 加权像或者 $T_1$ 增强加权像。但是这些序列难以准确描绘肿瘤的边界，尤其是对于弥散性、内部信号不均一的内生型脑干胶质瘤。这在一定程度上降低了导航的精确性，由于脑干体积小、内部结构精细而密集，所以这种毫厘之差有时会造成非常严重的术后并发症。解决这一问题需要研发新的成像技术和图像分析技术。

（4）传统磁共振成像技术无法准确区分放射性坏死和肿瘤复发 / 进展：放疗是脑干胶质瘤的主要治疗手段之一，尤其是对于 DIPGs 患者而言。DIPGs 确诊时影像学表现通常无强化，放疗期间肿瘤可以出现水肿、增强、坏死等影像学表现，患者同时会出现临床症状的进展。这种情况下传统 MRI 技术很难区分影像学的改变和临床症状的进展是肿瘤的放射性反应还是肿瘤复发或进展造成的。利用单光子发射计算机断层成像（single photon emission computed tomography，SPECT）技术、正电子发射断层成像（positron emission tomography，PET）技术、磁共振波谱（MR spectroscopy，MRS）分析技术等综合分析可以提供一定的帮助。

## *21* 弥散张量成像技术

磁共振中的弥散成像技术是目前活体测量水分子弥散运动的唯一影像手段。弥散张量成像（diffusion tensor imaging，DTI）是一种利用水分子弥散运动的各向异性（anisotropy）进行成像的磁共振技术。大脑的白质纤维成分主要由神经元的轴突构成，轴突内水分子的弥散运动在垂直于轴突的方向受到明显限制，而在平行于轴突的方向阻力小、弥散快。因此，DTI 技术可以借助水分子弥散运动的各向异性间接地反映脑白质内纤维束的结构。DTT（diffusion tensor tractography）是基于 DTI 成像的纤维束追踪技术，可以对成束的白质纤维进行追踪重建，图 3 给出了利用 DTT 重建得到的脑干白质纤维束的活体影像图。

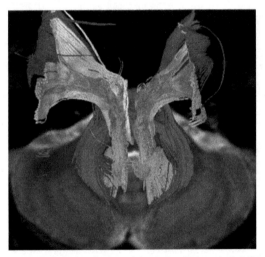

蓝色：皮质脊髓束，粉色：内侧丘系，橙色：小脑上脚，
红色：小脑中脚，绿色，小脑下脚

图 3　DTI 纤维束重建显示脑干内的白质纤维束（彩图见彩插 3）

## *22* 什么是真正的 DIPGs？——弥散张量成像对 DIPGs 定义及脑干功能可塑性的重新解读

（1）什么是真正的 DIPGs：在传统影像分型框架内，只有外生型、局灶内生型、顶盖型和延颈髓脑干胶质瘤可以进行手术治疗。而占脑干胶质瘤绝大多数的 DIPGs 多不建议手术，甚至在很长一段时间内也不建议进行立体定向活检以明确病理诊断，主要原因在于 MRI 即可明确 DIPGs 的诊断、手术风险大且无法改善预后、即使明确病理类型也无法改善预后。然而事实上，DIPGs 并不是一个非常明确的定义，这个词最早用来指起源于桥脑、呈弥散性生长、累及范围超过桥脑横断面 50% 的胶质瘤。目前对这一模糊定义的解读仍然存在很大的争议。欧美国家的界定相对宽泛，因此 DIPGs 患者多数直接接受放疗。然而我们在临床实践中发现，一部分呈偏心性、膨胀性生长的肿瘤并不能称为真正意义上的 DIPGs。这部分肿瘤虽然体积通常比较大（超过桥脑横断面的 50%），但 DTI 成像显示它们在生长过程中把纤维束推挤到周边，对纤维束没有明显的浸润和破坏，磁共振 $T_1$ 和 $T_2$ 加权像上可以看到肿瘤周边存在正常的脑干组织，临床上患者的运动功能、感觉功能、颅神经功能、核团功能均相对正常，疾病发展速度相对缓慢。这种脑干内起源、膨胀性生长的肿瘤对正常脑干组织造成的由内而外的压迫，与脑干外起源的肿瘤（如巨大的岩斜区脑膜瘤、听神经瘤、脊索瘤等）对脑干组织造成的由外向内的压迫有一定程度的相似性。这两种情况都充分证明了脑干功能的可塑性。对于这部分"DIPGs"，我们认为通过手术最大安全程度地切除肿瘤是可行的。这是因为在多模态技术、电生理监测、神经导航、黄荧光肿瘤显色等技术的辅助下，手术基本不会加重患者现有的神经功能障碍。因为手术降低了肿瘤负荷，所以患者在接受术后放疗的时候，出现严重放射性反应的风险会相应降低。严重放射性反应如放射性水肿、放射性坏死等，在肿瘤体积比较大的患者中发生率比较高，通常会造成比较严重的神经功能障碍，部分神经功能障碍在水肿消退后或许可以恢复，部分则无法恢复，因此，避免严重放射性反应的发生对提高患者生活质量十分重要。

（2）真正的 DIPGs 是否能够手术：真正的 DIPGs 患者是否可以接受手术？是否能够从手术中获益呢？

这里所谓的真正意义上的 DIPGs 是指在形成过程中明显浸润和破坏脑干内纤维束和神经核团等结构的胶质瘤。由于它们主要以浸润性而非膨胀性的方式生长，所以肿瘤体积不一定很大，但是病情发展相对比较快，确诊时神经功能障碍比较多（如短时间内出现明显的运动功能丧失，无法自主行走，同时出现复视、面瘫、声音嘶哑、饮水呛咳等），磁共振 $T_1$、$T_2$ 和 $T_2$Flair 像上肿瘤周围基本没有正常的脑干组织。这种类型的肿瘤是否适合手术呢？在现阶段的临床实践中，我们主张对于这部分患者要具体问题具体分析。我们的基本观点是在预期不会加重患者神经功能障碍的情况下，手术可以带来获益。但这种获益并不一定是指总生存期的延长，事实上脑干胶质瘤需要综合治疗，手术只是治疗过程中的第一步。如果仅依靠单纯手术技术的改进而没有后续治疗方面的突破，则很难延长患者的生存期，但是这并不能作为全面否认手术价值的理由。如前所述，手术可以降低肿瘤的负荷，相应地降低放疗期间出现严重放射性反应的风险。手术切除肿瘤内代谢最活跃、恶性程度最高的部分之后，通常会出现临床症状的改善，为患者接受后续治疗创造一个相对较好的身体条件。最为重要的是，近几年新的治疗手段（癌症免疫治疗、靶向治疗、基因治疗）展现出巨大的潜力，手术后病理分析能够明确肿瘤独特的分子发病机制，为是否适合接受新疗法奠定了理论基础。从群体发展和利他主义的角度考虑，在不加重患者神经功能障碍的情况下，手术获取的肿瘤组织可以帮助科研人员从根源上揭示脑干肿瘤发生、发展的机制，从而为今后攻克这一疾病打下基础。事实上，过去 30 多年来针对 DIPGs 的治疗毫无进展，主要是因为缺少肿瘤组织，无法探明其背后的发病机制。相反，白血病研究领域之所以能够取得巨大的突破，主要原因在于血液和骨髓容易获取，研究人员可以通过对血液和骨髓的研究揭开其背后的发病机制。

## 23 皮质脊髓束和肿瘤的四种位置关系

与运动功能相关的纤维束包括：皮质脊髓束、内侧丘系、小脑下脚、小脑上脚和小脑中脚。其中皮质脊髓束走行在脑干的腹侧，内侧丘系、小脑下脚和小脑上脚走行在脑干的背侧，小脑中脚即桥臂纤维走行在桥脑的两侧。DTI 成像显示走行在背侧的内侧丘系、小脑下脚和小脑上脚极少从肿瘤中穿行，绝大多数情况下都是被肿瘤向后推挤。小脑中脚最常受到累及，与之相对应患者最常见的临床症状是共济失调。皮质脊髓束是手术中最需要保护的纤维束。根据纤维束的位置、方向和各向异性分数（fractional anisotropy，FA）值的变化，肿瘤与皮质脊髓束的关系大体可以分为四型。第一种是皮质脊髓束仅仅受到肿瘤的推移，位置发生改变，方向和 FA 值基本正常（图 4）；第二种是皮质脊髓束穿过肿瘤，其位置和方向基本正常，只有 FA 值的降低（图 5）；第三种类型是皮质脊髓束同时受到肿瘤的推挤和破坏，其位置、方向和 FA 值均不正常（图 6）；第四种类型是皮质脊髓束的完整性缺失，水分子的弥散接近各向同性（图 7）。第一种类型的患者通常主观乏力感比较明显，但是查体时肌力一般都在Ⅳ～Ⅴ级，手术后肿瘤对皮质脊髓束的推挤和压迫得到解除，肌力可能会有一定程度的改善。第二种类型的患者多数是真正意义上的 DIPGs，运动功能障碍的严重程度和肿瘤的病理类型密切相关，病理级别越高功能障碍越严重，皮质脊髓束的 FA 值越低。这种类型的患者能否进行手术，还要分析皮质脊髓束在肿瘤的具体位置。皮质脊髓束呈偏心分布时，一般可以进行手术，最大程度地切除肿瘤的同时保护皮质脊髓束。第三种类型的患者一般肿瘤级别比较高，皮质脊髓束不但受到推挤还受到了明显的破坏，患者有明显的运动功能障碍，神经系统查体时肌力在Ⅲ级，甚至Ⅲ级以下，病理征通常阳性。这部分患者一般可以手术，手术切除级别较高的这部分肿瘤后，患者的运动功能可能会有一定程度的缓解。第四种类型的患者需要特别指出的是纤维束重建时皮质脊髓束中断，并不一定意味着皮质脊髓束已经被肿瘤完全破坏，要结合神经系统查体进行综合判断。肿瘤体积巨大，肿瘤内部出血、进行 DTI 成像时患者发生了头部运动等都有可能造成重建时皮质脊髓束的重建失败，此时 DEC（direction encoded color map）图、FA 值比重建结果更加可信。所以，对这种类型要结合神经系统查体进行具体分析。

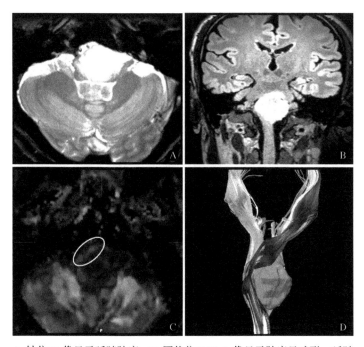

A. 轴位 $T_2$ 像显示延髓肿瘤；B. 冠状位 $T_2$ Flair 像显示肿瘤呈球形，延髓明显膨胀；C.DEC 图，白色圆圈内清楚地显示出双侧的皮质脊髓束；D.DTI 纤维束重建结果（前后位），红色为肿瘤，蓝色为左侧的皮质脊髓束，绿色为右侧的皮质脊髓束，由于肿瘤的推挤同侧皮质脊髓束明显向对侧移位。该患者有明显的四肢乏力感，查体显示右侧肢体肌力Ⅳ级，左侧肢体肌力Ⅴ级。

图 4　皮质脊髓束和肿瘤的第一种关系：皮质脊髓束受到肿瘤的单纯推挤，没有被破坏（彩图见彩插 4）

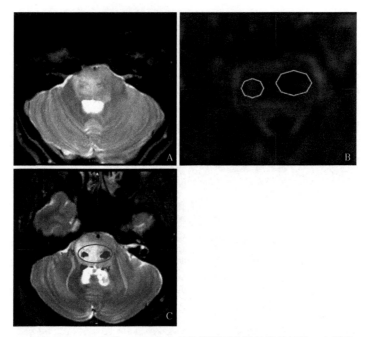

A. 平扫轴位 $T_2$ 加权像，显示这个桥脑横断面弥散性信号异常，右侧重
左侧轻，脑干没有明显的肿胀变形；B.DEC 图显示桥脑无明显膨胀，皮
质脊髓束位置未发生明显变化（黄色圆圈内），FA 值明显降低；C.$T_2$
与重建纤维束的融合像，显示皮质脊髓束在肿瘤内的位置(红色圆圈内)。
该患者有明显的四肢乏力感，伴有轻度走路不稳，神经系统查体显示双
侧肌力 V 级。我们认为这种生长类型的肿瘤才是真正意义上的 DIPGs，
具体到该患者由于脑干并没有明显肿胀,脑干内结构没有被明显的推移,
所以不建议手术。

图 5　皮质脊髓束和肿瘤的第二种关系：皮质脊髓束从肿瘤中间穿过
（彩图见彩插 5）

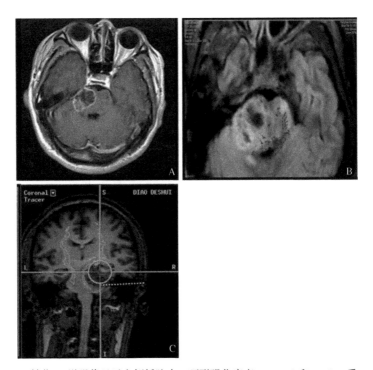

A. 轴位 $T_1$ 增强像显示右侧桥脑内一环形强化病变；B.DEC 和 $T_1$ Flair 重合图像上显示重建的纤维束，见肿瘤将皮质脊髓束推向内侧，部分皮质脊髓束受到肿瘤破坏，从而无法重建出来；C. 术中镜下导航显示肿瘤和皮质脊髓束的位置关系。患者就诊时丧失自主行走能力，左侧肌力Ⅲ级，右侧肌力Ⅳ级。左侧肌张力高，腱反射亢进，病理征阳性。

图 6　皮质脊髓束和肿瘤的第三种关系：肿瘤推挤同时破坏皮质脊髓束
（彩图见彩插 6）

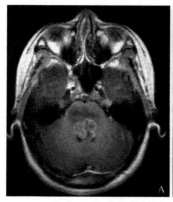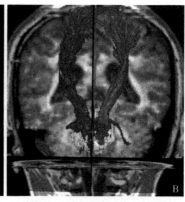

A. 轴位 $T_1$ 增强扫描，显示桥脑内的肿瘤，部分强化，腹侧水肿较明显；
B.DTI 重建结果（前后位）显示纤维束在肿瘤前方中断。然而神经系统
查体显示患者左侧肌力 IV 级，右侧肌力 V 级，提示重建结果为假阴性。
图 7　皮质脊髓束和肿瘤的第四种关系：进行纤维束重建时显示
皮质脊髓束中断（彩图见彩插 7）

## 24　多模态技术辅助下的脑干胶质瘤手术

一种成像设备或技术只能得到一种信息，将包含同一组织不同方面信息的多种图像进行融合，从而较全面地反映组织解剖结构和功能状态的技术称为多模态技术。神经导航为多模态技术应用到手术中提供了平台。目前在脑干胶质瘤手术中，除了作为参考序列的 $T_1$ 结构像之外，最常用图像主要是 DTI 成像和蛋氨酸 -PET 成像。DTI 可以显示肿瘤和纤维束之间的位置

关系，用来判断肿瘤是否适合手术，进而制定最优的手术方案。蛋氨酸-PET成像反映肿瘤内部蛋氨酸代谢状态，在肿瘤无法全切的情况下，可以优先切除PET所显示的代谢最为活跃的区域。蛋氨酸代谢活跃区域与$T_1$增强序列所显示的强化区域并不完全吻合。在保证不加重现有神经功能障碍的前提下，强化区域和代谢活跃区域都要切除掉。总体来说，多模态技术在提高脑干肿瘤手术切除程度的同时保证了手术的安全性。

## *25* 多模态技术目前仍然存在的问题

（1）多模态图像的校正与配准问题：精确的图像配准融合是多模态影像技术的核心。DTI成像由于受脑干区域磁场不均匀性的影响，往往存在明显的变形，导致DTI图像和结构像无法精确配准，降低其术中应用的精确度。除DTI图像外，其他不同序列的图像间也存在配准问题。目前的图像分析和融合，基本上是在两组图像之间进行，还无法同时进行多组图像的融合，配准问题在多组图像进行融合时将显得更为突出。

（2）肿瘤边界的精确判定问题：虽然目前导航软件对正常的大脑、小脑和脑干等结构可以实现良好的自动分割，但在疾病状态下，尤其是脑干区域，还无法完全实现肿瘤的自动分割，而手动分割对肿瘤和正常脑组织之间的边界有时难以精确把握。脑干内部结构密集、功能精细而复杂，精确地识别肿瘤的边界具有十分重要的意义。这一难题可能需要脑干肿瘤分子生物学、MRI 以及图像后处理领域联合攻破。

（3）术中脑组织漂移及导航实时校正的问题：相对于大脑半球，导航过程中脑干的漂移程度一般比较小，但是脑干体积小、结构密集，手术中为了暴露病变进行的局部牵拉等操作所造成的微小漂移，也可能会造成严重的后果。虽然电生理监测可以辅助决策，但无法提供空间信息。术中超声虽然可以提供实时二维影像信息，但是其分辨率低，图像空间信息的解读和重建困难。因此，将超声图像及电生理监测等术中信息融合到导航系统内，并对术前图像进行实时校正，是多模态导航需要解决的另一个关键问题。

除了克服以上问题之外，未来多模态技术的发展可以向无线化、便携化（比如脱离笨重的导航平台，向可穿戴设备方向发展）、透视化、3D 化方向发展。

# 参考文献

1.Wang CC, Zhang JT, Liu A, et al. Surgical treatment of primary midbrain gliomas. Surg Neurol, 2000, 53（1）：41-51.

2. 王忠诚，张俊廷，刘阿力. 311 例脑干胶质瘤的临床特征与手术治疗. 中国医学科学院学报，2005，27（1）：7-12.

3. 李德志，阴鲁鑫，郝淑煜，等. 134 例脑干胶质瘤的临床特征及预后分析. 中华神经外科杂志，2009，25（10）：867-870.

4. 张力伟，王忠诚. 脑干胶质瘤的手术治疗. 中华神经外科杂志，2009，25（10）：865-866.

5.A Bricolo.Surgical management of intrinsic brain stem gliomas. Operative Techniques in Neurosurgery, 2000, 3（3）：137-154.

6.Yagmurlu K, Rhoton AL Jr, Tanriover N, et al.Three-dimensional microsurgical anatomy and the safe entry zones of the brainstem. Neurosurgery, 2014, 10（Suppl 4）：602-620.

7.Sunit Das, Philip A, Marsden.Angiogenesis in glioblastoma. N Eng J Med, 2013, 369（16）：1561-1563.

8.Fernandez C, Figarella-Branger D, Girard N, et al.Pilocytic astrocytomas in children：Prognostic factors —a retrospective study of 80 cases.Neurosurgery, 2003, 53（3）：544-553.

9.Jones DT, Gronych J, Lichter P, et al.MAPK pathway activation in pilocytic astrocytoma. Cell Mol Life Sci, 2012, 69（11）：1799-1811.

10.Brandsma D, Stalpers L, Taal W, et al.Clinical features, mechanisms, and management of pseudoprogression in malignant gliomas. Lancet Oncol, 2008, 9 (5): 453-461.

11.Mori S, Zhang J.Principles of diffusion tensor imaging and its applications to basic neuroscience research. Neuron, 2006, 51 (5): 527-539.

12.Royo A, Utrilla C, Carceller F.Surgical management of brainstem-expanding lesions : the role of neuroimaging. Semin Ultrasound CTMR, 2013, 34 (2): 153-173.

13. Roessler K, Gatterbauer B, Becherer A, et al.Surgical target selection in cerebral glioma surgery : linking methionine (MET) PET image fusion and neuronavigation. Minim Invasive Neurosurg, 2007, 50 (5): 273-280.

14.Sanjuán A, Price CJ, Mancini L, et al.Automated identification of brain tumors from single MR images based on segmentation with refined patient-specific priors.Front Neurosci, 2013, 7 : 241.

15.Willems PW, van der Sprenkel JW, Tulleken CA, et al.Neuronavigation and surgery of intracerebral tumours. J Neurol, 2006, 253 (9): 1123-1136.

16.Simpson AL, Dumpuri P, Ondrake JE, et al.Preliminary study of a novel method for conveying corrected image volumes in surgical navigation. Int J Med Robot, 2013, 9 (1): 109-118.

17.Unsgaard G, Ommedal S, Muller T, et al.Neuronavigation by intraoperative three-dimensional ultrasound : initial experience during brain tumor resection. Neurosurgery, 2002, 50 (4): 804-812 ;

discussion 812.

18.Liao H, Inomata T, Sakuma I, et al.3-D augmented reality for MRI-guided surgery using integral videography autostereoscopic image overlay. IEEE Trans Biomed Eng, 2010, 57（6）: 1476-1486.

# 脑干肿瘤的分子影像学进展

## *26*  形态学影像虽然促进了脑干肿瘤诊疗的发展，但仍存在一些问题

目前临床上经常用到的传统影像学技术（如 MRI、CT）在脑干肿瘤的诊断和治疗中，起到了重要的作用，被神经外科及肿瘤学界誉为促进脑干肿瘤治疗发展的里程碑。这些基于形态的影像学技术已经出色地完成了精确定位，判断生长方式及是否可以手术，术中导航精确定位等功能。虽然在脑干胶质瘤方面，术前诊断已经较为准确，可以指导手术安全最大程度地切除肿瘤，但是经过若干年发展后，脑干胶质瘤的治疗、预后仍

然未有太大的发展和进步。这说明仅仅依靠形态学的影像学技术仍然是不够的，我们需要更多的技术手段更加全面深入地认识脑干胶质瘤的本质。

## *27* 分子影像学的迅速发展，促进了脑干肿瘤外科的发展

随着近年来分子影像学的迅猛发展，一批新型的显像技术、分子示踪剂发展起来并逐渐应用于脑肿瘤，尤其是脑干胶质瘤，并逐渐向临床应用转化，这在某些方面促进了脑干肿瘤外科的发展。

胶质瘤是一种存在明显的肿瘤组织内部异质性的肿瘤，MRI 增强与水肿效应均是血脑屏障破坏后的反应，这仅能从血脑屏障破坏角度间接体现肿瘤的恶性程度。但实际上，肿瘤级别的判断、边界的识别需要更灵敏地通过肿瘤实质代谢或外来显像剂的差异化摄取而实现精准显像。而分子影像恰恰能从理念上满足这一要求，且近年来的发展也预示着脑干胶质瘤的诊治将有可能在该领域产生突破。

## 28 磁共振波谱显像与脑干胶质瘤的诊断和预后判断有关

磁共振波谱（MR spectroscopy，MRS）是通过磁共振的平台，对活体组织内化学物质进行无创性检测的方法，可发现 N- 乙酰门冬氨酸（N-acetyl aspartate，NAA）、肌酸（creatine，Cr）、胆碱（choline，CHo）和乳酸（lactate，Lac）等。相比于脱髓鞘性非肿瘤疾病，脑干胶质瘤存在相对特异的 MRS 特点，其物质基础在于增生性疾病与非增生性疾病的代谢产物存在差异，因此，可从代谢角度协助脑干胶质瘤的诊断。MRS 还能作为评估患者预后的指标，Cho/NAA 比值较高预示 DIPGs 患者的预后较差，而 MRI 增强对脑干胶质瘤患者预后判断提供的信息比较有限。在包括 23 个 DIPGs 患者的预后研究中发现，年龄 < 20 岁和 MRS 发现乳酸峰提示预后不良。

目前，在动态监测脑干胶质瘤对各种治疗方案的反应方面仍然面临着很多挑战。脑干胶质瘤不同于血液系统肿瘤，可以通过反复采集血液、骨髓样本进行分析化验来动态监测治疗效果；也不同于前列腺癌，可以通过监测前列腺特异性抗原（prostate-specific antigen，PSA）的变化判断治疗方案是否有效。脑干是生命的中枢，极为娇嫩，所以无法在治疗过程中不同时间点以活检或手术的方式获取肿瘤组织，进行病理分析来判断治疗效果。脑干胶质瘤是一组异质性疾病，不同类型的肿瘤之间缺乏共同的分子标志物；同时由于血脑屏障的存在导致即使存在这样一个共同的分子标志物，它也难以通过血脑屏障进入血液达到可以监测的浓度。MRS 可以为这种困境提供一种有效的解决手段。例如 *IDH1/IDH2* 突变导致肿瘤细胞内致癌代谢产物 2-HG 水平升高，研究发现 2-HG 的水平可以作为诊断、判断预后及监测肿瘤对治疗方案反应的分子标志物。MRS 技术可以动态、无创、定量地监测肿瘤组织中 2-HG 的含量，从而实现对肿瘤治疗过程的监测。最近，我们在研究中发现成人脑干胶质瘤中存在 *IDH1/IDH2* 突变，因此可以用 MRS 技术动态监测这部分患者的治疗反应。随着脑干胶质瘤基因组学、表观遗传学和代谢组学研究的不断深入，各种分子标志物会不断涌现，开发针对分子标志物的 MRS 序列是未来研究的一个方向。

## *29* 基于放射性示踪剂的 PET，能够敏感地提示脑干肿瘤内分子层面的异质性，多模态显像技术融合能促进脑干胶质瘤诊疗的发展

PET 较 MRI 拥有较高的灵敏度，其与空间灵敏度、软组织分辨率较高的 CT 或 MRI 融合，产生了 PET/CT 与 PET/MRI 技术，近年来也开始应用于脑肿瘤的研究与临床。

最经典的 PET 示踪剂是 $^{18}$F-FDG，反映的是肿瘤细胞内葡萄糖的代谢状态。一项包括 37 例儿童原发脑肿瘤患者的 $^{18}$F-FDG 和 MRS 对比性研究显示，肿瘤内代谢活跃的部分可以通过这两种分子显像平台更好地显示出来，也发现了肿瘤内代谢层面的异质性，但基于体素（voxel）的详细对比发现，代谢最活跃的区域并不完全一致。因此，不同代谢特点与肿瘤恶性度之间精准匹配的研究是未来技术发展的方向之一。

在脑干胶质瘤的治疗发展过程中，立体定向活检术曾饱受争议，但与新型分子影像技术的结合，或许能使立体定向活检术在判断肿瘤活性部位、获得准确的组织病理方面焕发新的活力。近 10 年来，有学者将

放射性标记的葡萄糖（$^{18}$F-FDG）、蛋氨酸（$^{11}$C-MET）PET 整合进入以 MRI 为基础的立体定向活检计划系统中，将活检针指向儿童内生弥散型脑干胶质瘤的高代谢区域，指导活检靶点的选择。20 例患者的研究证实，这种整合提高了立体定向活检的诊断效率，并且一个针道和兴趣点即可解决。尤其是在 8 例既通过 PET 热点区域设计针道，又通过 PET 热点区域以外的 MRI 异常区域设计针道的患者中，前者得到的组织病理恶性级别与后者相同或比后者更高，而 MRI 指导的活检存在取不到肿瘤的情况。该研究还发现了 PET 摄取的高低并不与 MRI 增强程度呈正相关。进一步的 PET 数据是否可作为肿瘤治疗的一个预测指标仍需要后续同质性较好且样本量较大、随访完整的临床数据验证。1 项包括 40 例儿童 DIPGs 的研究发现，FDG 摄取范围超过肿瘤范围 50% 以上的与范围不足 50% 的相比，预后更差，而预后与 FDG 摄取是否阳性无关。FDG 和 MET PET 与预后的价值在其他研究中也表现出并不一定与预后严格相关的特性。

## *30* 未来多模态分子影像在脑干肿瘤领域的交叉融合，将加速脑干肿瘤的临床和转化研究，使患者受益

在 PET 新型示踪药物的研发和临床转化应用领域，欧洲做了大量有意义的工作。一种氨基酸类别 PET 示踪剂 $^{18}$F-FET 目前已被广泛应用在脑肿瘤的诊疗过程中，可用于通过氨基酸代谢判断肿瘤内部的"热点"区域（即最为活跃的区域），可与神经导航系统整合后实现精准切除。在分子显像中较为灵活且灵敏的光学分子影像领域，5- 氨基乙酰丙酸（5-aminolevulinic acid，5-ALA）作为一种在近红外光下可在术中实时显示脑肿瘤摄取边界的一项技术，在欧洲和美国得到了 FDA 的批准，用于实时引导神经外科医生准确地切除肿瘤，减少对周围正常脑组织的副损伤。我国学者在脑干胶质瘤的切除中，也将 $^{11}$C-MET、$^{18}$F-FDG 等高灵敏度、基于肿瘤代谢的示踪剂形成的 PET 影像与 MRI 不同序列（包括增强、纤维束成像 DTI 等）融合，用于神经导航平台，实现术前制定手术计划，术中引导切除。由于 5-ALA 在我国尚未获得批准，国内学者探索性地应用了荧光素钠（俗称黄荧光），在可接收并显示一定波段

的近红外光采集显微镜的帮助下，实现术中对肿瘤组织边界的相对精确导航。然而，多模态技术的融合应用，未来需要规模更大、设计更科学的临床研究，进行不同技术的比对研究，最终为脑干胶质瘤患者提供最佳的技术融合平台，提高诊疗效果。

我们相信，随着肿瘤特异性蛋白、基因的不断发现，包括蛋白、多肽或化学小分子的分子影像探针将被设计出来，在MRI、PET，甚至光学分子影像设备的不同平台上，分子影像通过无创、全肿瘤的反应肿瘤生物学本质和生物学边界的优势，将会越来越多地体现出来，并指导未来脑干胶质瘤的诊断与治疗。

## 参考文献

1.Hipp SJ，Steffen-Smith E，Hammoud D，et al.Predicting outcome of children with diffuse intrinsic pontine gliomas using multiparametric imaging. Neuro Oncol，2011，13（8）：904-909.

2.Pirotte BJ，Lubansu A，Massager N，et al.Results of positron emission tomography guidance and reassessment of the utility of and indications for stereotactic biopsy in children with infiltrative brainstem tumors. J Neurosurg，2007，107（Suppl5）：392-399.

3.Rosenfeld A，Etzl M，Bandy D，et al.Use of positron emission

tomography in the evaluation of diffuse intrinsic brainstem gliomas in children. J Pediatr Hemato Oncol, 2011, 33（5）: 369-373.

4.Choi C, Ganji SK, DeBerardinis RJ, et al.2-hydroxyglutarate detection by magnetic resonance spectroscopy in IDH-mutated patients with gliomas. Nat Med, 2012, 18（4）: 624-629.

5.Zukotynski KA, Fahey FH, Kocak M, et al.Evaluation of [18]F-FDG PET and MRI associations in pediatric diffuse intrinsic brain stem glioma : a report from the Pediatric Brain Tumor Consortium.J Nucl Med, 2011, 52（2）: 188-195.

6.Steffen-Smith EA, Shih JH, Hipp SJ, et al.Proton magnetic resonance spectroscopy predicts survival in children with diffuse intrinsic pontine glioma. J Neurooncol, 2011, 105（2）: 365-373.

7.Yamasaki F, Kurisu K, Kajiwara Y, et al.Magnetic resonance spectroscopic detection of lactate is predictive of a poor prognosis in patients with diffuse intrinsic pontine glioma. Neuro Oncol,2011,13(7): 791-801.

# 脑干肿瘤手术相关技术的实施及推广

## *31* 脑干肿瘤需进行精确的术前综合评估

通过计算机工作站，将 CT、MRI、MRS 及 MRA 等不同类型的影像资料加以融合，形成多模态三维影像资料，显示肿瘤与周围正常脑干组织、动脉、纤维束、骨性标志等共存的三维状态，借以判断肿瘤与周围组织结构的关系，并对病变性质进行更加准确的评估；应用新型分子显像剂 $^{18}$F-PET 开展术前分子影像学评估，以期更加精确地显示高级别瘤巢，更好地反映患者的临床预后；借助 3.0T 磁共振设备以及弥散张量成像技术，标记病理状态下神经纤维束的走行，在术前辅助设计脑干肿瘤的最佳手术入路，确保肿瘤切除过程的安全性及明确病变切除范围。

## 32 新技术辅助下的脑干肿瘤手术

利用荧光素钠、5-ALA 等肿瘤显像剂，结合术中电生理监测、术中超声以及术后患者恢复情况的随访数据，确定肿瘤生物边界、肿瘤周边脑干组织的功能边界以及最优获益/风险比边界，实现脑干肿瘤的最优切除；利用多模态技术指导下脑干肿瘤精准显微外科手术治疗，建立脑干肿瘤专用多模态杂交手术室，整合术前 MRI、术中 MRI、术中 B 超、术中电生理监测，实时动态精确地指导脑干肿瘤显微外科手术治疗；利用电生理监测技术，在脑干肿瘤术中对脑干皮质脊髓束、颅神经运动核团及其纤维束进行监测，准确定位锥体束、面神经丘、舌咽神经三角等重要解剖标志，为术中选择脑干安全进入点提供依据，最大限度保护神经功能，改善患者的预后。

# 参考文献

1.Arbizu J, Tejada S, Marti-Climent JM, et al.Quantitative volumetric analysis of gliomas with sequential MRI and [11]C-methionine PET assessment：patterns of integration in therapy planning. Eur J Nucl Med Mol Imaging, 2012, 39（5）：771-781.

2.Toms SA, Lin WC, Weil RJ, et al.Intraoperative optical spectroscopy identifies infiltrating glioma margins with high sensitivity. Neurosurgery, 2007, 61（Suppl 1）：327-335.

3.Díez Valle R, Tejada Solis S, Idoate Gastearena MA, et al.Surgery guided by 5-aminolevulinic fluorescence in glioblastoma：volumetric analysis of extent of resection in single-center experience. J Neuro Oncol, 2011, 102（1）：105-113.

4.Yao Y, Ulrich NH, Guggenberger R, et al.Quantification of corticospinal tracts with diffusion tensor imaging in brainstem surgery：prognostic value in 14 consecutive cases at 3T magnetic resonance imaging. World Neurosurg, 2015, 83（6）：1006-1014.

5.Sala F, Manganotti P, Tramontano V, et al.Monitoring of motor pathways during brain stem surgery：what we have achieved and what we still miss? Neurophysiol Clin, 2007, 37（6）：399-406.

6.Yagmurlu K, Rhoton AL Jr, Tanriover N, et al.Three-dimensional microsurgical anatomy and the safe entry zones of the brainstem. Neurosurgery, 2014, 10（Suppl 4）：602-620.

# 脑干胶质瘤放化疗面临的困惑

## 33 放疗不能改善脑干胶质瘤的预后

放疗是脑干胶质瘤综合治疗的重要组成部分。临床上，绝大多数脑干胶质瘤呈弥散性生长，手术只能实现最大安全程度地切除肿瘤，残余肿瘤仍然需要放疗。大多数患者在放疗后神经症状可以得到暂时好转，但长期预后无明显改善。目前，虽然放疗技术不断进步，但脑干胶质瘤对放疗的抵抗仍是困扰神经外科及放疗科医师的难题。

放疗分为常规放疗和分割放疗，后者又分为超分割放疗和低分割放疗，结合目前的三维适形调强等放疗技术，无论哪一种放疗方法均证实对弥散型脑干胶质瘤治疗效果不佳。临床上，放疗往往和化疗联合应用以期增强治疗效果，治疗方式分为放化疗同步进行、放疗前化疗及放疗后化疗，放疗照射总剂量一般在54～72Gy。目前，尚没有研究证实以上哪种方案效果会更好。放疗通常可以缓解患者的临床症状，特别是3岁以上儿童，放疗后症状缓解时间不一，多数在照射后1～2个月内症状有所缓解，但亦有临床症状加重者。因此，要注意肿瘤的局部变化和患者的全身反应，根据患者情况适当调整治疗方案。此外，关于放疗时机的选择，由于放疗反应可加重患者临床症状，多数倾向于在患者症状明显或肿瘤进展时再给予放疗。放射增敏剂是近年来的研究热点，增敏剂可以使静止期的不敏感肿瘤细胞也对放射线敏感，进而提高放射治疗的效果，同时发挥增敏剂的抗肿瘤作用。脑干胶质瘤放疗常用的增敏剂有长春新碱、卡铂、顺铂及托泊替康等，但临床试验表明加用放射增敏剂亦不能延长患者的生存期。对于复发的弥散型脑干胶质瘤可给予再次放疗，有研究表明再次放疗可在一定程度上缓解患者的临床症状并延长生存期，且不良反应在可接受的范围内，但由于样本量有限，需进一步验证。局限型脑干胶质瘤根据手术切除情况及病理结果决定是否给予放疗，也可在复发时再放疗，放疗能在一定程度上延缓肿瘤进展。少数病灶局限且体积较小的脑干胶质瘤可用 γ 刀、X 刀来治疗，近年来立体定向放射外科治疗脑干胶质瘤取得了不错的效果，显示出一定的临床应用价值，但还需大样本的临床验证以确定其是否优于放疗。放疗的并发症主要是脑干的放射性损伤，比如放射性脑水肿，患者往往需要激素支持治疗。放疗反应是一个复杂的过程，涉及诸多因素，除了放射剂量外，还与放射面积大小、分次照射和总疗程时间以及单次分割剂量等因素有关。

## 34 脑干胶质瘤的化疗效果有待进一步提高

脑干胶质瘤的化疗已有 40 多年的历史，但其化疗反应率低，疗效差，目前的研究大多数局限在Ⅰ／Ⅱ期研究，至今仍没有一种化疗方案证实对脑干胶质瘤有着确切的效果。目前，脑干胶质瘤的化疗主要存在两个难点：第一，由于血脑屏障的存在，化疗药物往往不能在肿瘤局部区域形成有效的药物浓度；第二，肿瘤异质性及耐药性的存在使化疗药物往往难以奏效，这种耐药性是肿瘤内在的特性，也可能是获得性的。联合化疗是目前常采用的方案，可在一定程度上减少肿瘤耐药现象的发生，如 PCV（甲基苄肼＋洛莫司汀＋长春新碱）方案、马利兰加噻替哌方案、环磷酰胺联合依托泊苷方案等，其确切的效果还有待进一步研究证实。增加化疗药物的剂量是否可提高疗效目前还不明确，但可以肯定的是增加化疗药物剂量后毒副作用更明显，往往需要自体骨髓移植支持治疗。TMZ 是第二代烷化剂，口服具有良好的生物利用度和中枢神经系统通透性，毒副反应较轻，无累积毒性，耐受性好。在胶质母细胞瘤中，TMZ 联合放疗与单纯放疗相比，无论是中位无进展持续时间、中位生存期，还是 1 年生存率都有显著的提高。而大量的研究表明，脑干胶质瘤对 TMZ 化疗反应率低，疗效欠佳。此外，不同的给药方式和途径会影响脑干胶质瘤的化疗效果，局部给药是近年来研究的热点，即在肿瘤局部直接给药，可以避开血脑屏障，提高肿瘤局部的药物浓度，并且可以减轻药物的全身不良反应，是一种应用前景非常广阔的给药途径，主要包括瘤腔内化疗和增强对流输送。

近年来，对于脑干胶质瘤的分子生物学特征有了更多的认识，也发现了一些与肿瘤发生及发展相关的重要靶点，部分靶点已有相应靶向药物，如 EGFR、PDGFR 及 mTOR 等，但临床研究表明上述靶点抑制剂均不能改善患者的预后。此外，近年也新发现了几个潜在治疗靶点如 H3.3/H3.1-K27M 及 ACVR1，我们课题组前期也发现了脑干胶质瘤中特异性 *PPM1D* 基因的突变，相关的靶向抑制剂也在进一步研究中。

综上所述，尽管进行了诸多尝试与探索，但脑干胶质瘤的化疗效果仍不尽如人意，化疗反应率低，患者预后没有显著改变，因此，我们需要新的治疗方案或药物来治疗脑干胶质瘤。而随着对脑干胶质瘤发生发展的分子机制及免疫机制等研究的进展，靶向治疗及免疫治疗将会越来越成熟，其联合化疗药物，有望在脑干胶质瘤的综合治疗中发挥更大的作用。

## 参考文献

1. Vanan MI，Eisenstat DD. DIPG in children-what can we learn from the past? Front Oncol，2015，5：237.

2. Bernier-Chastagner V, Grill J, Doz F, et al. Topotecan as a radiosensitizer in the treatment of children with malignant diffuse brainstem gliomas : results of a French Society of Paediatric Oncology Phase II Study. Cancer, 2005, 104 (12): 2792-2797.

3.Massimino M, Biassoni V, Miceli R, et al. Results of nimotuzumab and vinorelbine, radiation and re-irradiation for diffuse pontine glioma in childhood. J Neurooncol, 2014, 118 (2): 305-312.

4. Goodwin CR, Xu R, Iyer R, et al. Local delivery methods of therapeutic agents in the treatment ofdiffuse intrinsic brainstem gliomas. Clin Neurol Neurosurg, 2016, 142 : 120-127.

5. Khuong-Quang DA, Buczkowicz P, Rakopoulos P, et al. K27M mutation in histone H3.3 defines clinically and biologically distinct subgroups of pediatric diffuse intrinsic pontine gliomas. Acta Neuropathol, 2012, 124 (3): 439-447.

6. Buczkowicz P, Hoeman C, Rakopoulos P, et al. Genomic analysis of diffuse intrinsic pontine gliomas identifies three molecular subgroups and recurrent activating ACVR1 mutations. Nat Genet, 2014, 46 (5): 451-456.

7. Zhang L, Chen LH, Wan H, et al. Exome sequencing identifies somatic gain-of-function PPM1D mutations in brainstem gliomas. Nat Genet, 2014, 46 (7): 726-730.

# 脑干胶质瘤的免疫和基因治疗

## 35 脑干胶质瘤术后放化疗效果差，需要新型治疗方法改善患者预后

受限于脑干极其重要的功能，脑干胶质瘤无法广泛切除，手术效果差；同时，脑干胶质瘤对放化疗不敏感，放化疗效果差，因此，脑干胶质瘤患者的预后极为不良。据文献报道，脑干胶质瘤中最常见的 DIPGs 的中位生存时间不超过 1 年，其他类型的脑干恶性胶质瘤预后也明显差于同级别的其他部位胶质瘤。因此，急需新型治疗手段以改善脑干胶质瘤患者的预后。

## 36 中枢神经系统中是存在免疫反应的，全身其他肿瘤中存在的一些免疫逃避机制在胶质瘤中也普遍存在

既往认为中枢神经系统是免疫豁免器官，这意味着免疫反应在中枢神经系统中是失活的。然而，大量的临床观察和实验表明，中枢系统的免疫豁免是有限的，在中枢神经系统中是存在免疫反应的。这为胶质瘤患者开展免疫治疗提供了理论依据。在全身其他肿瘤中存在的一些免疫逃避机制在胶质瘤中也普遍存在。

## 37 针对胶质瘤的免疫治疗研究大多正在进行中，前期结果显示免疫治疗对胶质瘤有效

目前，胶质瘤的免疫治疗主要集中在三个方面：①细胞免疫治疗：通过输入胶质瘤相关抗原活化的 T 细胞或嵌合抗原受体（chimeric antigen receptor，CAR）修饰 T 细胞来直接杀伤肿瘤细胞；②疫苗治疗：利用肿瘤相关抗原（tumor associated antigen，TAG）[NCT01280552，NCT01403285 和 NCT01920191]、肿瘤特异抗原 (tumor

specific antigen，TSG)、热休克蛋白结合肿瘤抗原肽
[NCT01814813]和以树突状细胞提呈胶质瘤抗原来提
高主动免疫力，从而间接杀伤肿瘤细胞；③免疫调控治
疗：针对 PD-1/PD-L1[NCT02017717 和 NCT01952769]
和 CTLA-4[NCT02017717] 的免疫卡控点治疗。其中免
疫调控治疗在其他部位恶性肿瘤，如恶性黑色素瘤、肺
癌、膀胱癌、肾细胞癌和恶性淋巴瘤等肿瘤中取得了较
大成功，部分患者得到持续缓解，同时治疗不良反应
小，这显示该治疗方式具有较为光明的应用前景。目前，
针对 PD-1 和 PD-L1 的免疫治疗已经成为肿瘤免疫治疗
中最有希望的疗法，并荣登 2013 年《science》杂志最
重要的科学突破和 2014 年《Nature》杂志值得期待的科
技突破。上述胶质瘤的免疫治疗研究大多正在进行中，
前期结果已表明部分免疫治疗对延长恶性胶质瘤患者的
生存时间具有较好的结果。

## *38* 抗 PD-1/PD-L1 免疫治疗对脑干胶质瘤可能有效

由于脑干胶质瘤发病率较低、手术切除难度大和
活检风险高等多方面原因，脑干胶质瘤的组织标本难

以获取。受限于此，对脑干胶质瘤免疫微环境和免疫治疗的研究甚少。Berghoff 报道了胶质母细胞瘤肿瘤组织中存在 PD-1、PD-L1 的表达和炎症细胞的浸润，但该研究未包括脑干胶质瘤，且排除了较低级别的胶质瘤。一项即将开展的 Ⅰ / Ⅱ 期临床试验将观察 pidilizamud（人源化抗 PD-1 单克隆抗体）对复发胶质母细胞瘤和 DIPGs 的治疗效果 [NCT01952769]，但该研究未包括其他类型的脑干胶质瘤。脑干胶质瘤常见突变基因包括 *TP53*、*H3F3A*、*ACVR1*、*ATRX*、*IDH1* 和 *PPM1D*，其中 *H3F3A*、*ACVR1* 和 *PPM1D* 在幕上胶质瘤中较为罕见，提示脑干胶质瘤存在独特的分子发病机制。另外，相比于幕上脑组织，脑干在中枢神经系统发育较早，且较为原始，故脑干胶质瘤免疫微环境与幕上胶质瘤很可能存在较大不同，但这方面研究在国内外尚未见报道。因此，有必要进行脑干胶质瘤免疫微环境的基础和临床研究。我们最新的研究发现：高达 80% 的脑干胶质瘤表达 PD-L1，20% 的肿瘤组织有炎症细胞浸润，结合其他肿瘤的研究经验，提示抗 PD-1/PD-L1 治疗可能对脑干胶质瘤有效，值得开展后续临床试验验证。我们的研究还发现脑干胶质瘤 PD-L1 表达的比例与肿瘤的恶性程度和患者的年龄相关，其相关机制我们正在进一步深入研究中。

## *39* 基因治疗在治疗脑干胶质瘤方面值得尝试

与免疫治疗一样，基因治疗也是肿瘤治疗的研究热点之一。在过去的十几年中，很多肿瘤研究者试图通过向肿瘤细胞导入具有治疗作用的遗传物质来获得理想的治疗效果。其中的一些治疗方法已经在临床前动物模型中取得了令人鼓舞的成果，并在 I 期临床试验得到了良好的安全性评价。虽然目前并没有专门针对脑干胶质瘤的基因治疗研究，但是针对其他肿瘤的研究对脑干胶质瘤的研究具有一定的指导意义。一方面，基因治疗中涉及一些具体理论和方法，如基因载体的制备和应用、效应基因的选择和运用、治疗效应对目标细胞的作用方式等，在包含脑干胶质瘤在内的各种肿瘤治疗和研究中是相近的；另一方面，脑干胶质瘤具有独特的临床特性、组织病理学及分子病理学特点，迫切需要效果优良、安全性好的新型治疗手段出现。这些因素使得我们有必要对脑干胶质瘤进行基因治疗的研究尝试。

# *40* 基因治疗的研究方向新颖而且具有理论可行性

基因治疗的研究方向包括：①自杀基因疗法：即向肿瘤细胞导入的基因能够表达足以激活非活性药物前体的酶，进而催化生成足以杀死肿瘤细胞的药物；②溶瘤病毒疗法：即通过病毒复制和病毒诱导的细胞裂解，引发多重连续步骤——病毒颗粒的释放、感染和细胞溶解；③细胞周期和凋亡调控：即向肿瘤细胞导入突变失活的细胞周期调控或凋亡机制相关基因，恢复肿瘤细胞正常的细胞周期和凋亡通路活性；④免疫调控疗法：即通过导入基因提高局部特定细胞因子的表达，促进抗原提呈等免疫环节的活性，激活免疫系统来对肿瘤产生抑制或杀伤效果；⑤辅助放化疗：即导入的基因能够表达出提高放化疗效果的产物，进而实现提高治疗效果的目的。

## 参考文献

1.Rizzo D，Scalzone M，Ruggiero A，et al. Temozolomide in the treatment of newly diagnosed diffuse brainstem glioma in children：a broken promise? J Chemother, 2015, 27 (2): 106-110.

2.Sharp JR, Bouffet E, Stempak D, et al. A multi-centre Canadian pilot study of metronomic temozolomide combined with radiotherapy for newly diagnosed paediatric brainstem glioma. Eur J Cancer, 2010, 46 (18): 3271-3279.

3.Bredlau AL, Korones DN. Diffuse intrinsic pontine gliomas : treatments and controversies. Adv Cancer Res, 2014, 121 : 235-259.

4.Reithmeier T, Kuzeawu A, Hentschel B, et al. Retrospective analysis of 104 histologically proven adult brainstem gliomas : clinical symptoms, therapeutic approaches and prognostic factors. BMC Cancer, 2014, 14 : 115.

5. Eisenstat DD, Pollack IF, Demers A, et al. Impact of tumor location and pathological discordance on survival of children with midline high-grade gliomas treated on Children's Cancer Group high-grade glioma study CCG-945. J Neurooncol, 2015, 121 (3): 573-581.

6. Wilson EH, Weninger W, Hunter CA. Trafficking of immune cells in the central nervous system. J Clin Invest, 2010, 120 (5): 1368-1379.

7. Carson MJ, Doose JM, Melchior B, et al.CNS immune privilege : hiding in plain sight. Immunol Rev, 2006, 213 : 48-65.

8.Reardon DA, Freeman G, Wu C, et al. Immunotherapy advances for glioblastoma. Neuro Oncol, 2014, 16 (11): 1441-1458.

9. See AP, Parker JJ, Waziri A. The role of regulatory T cells and

microglia in glioblastoma-associated immunosuppression. J Neurooncol, 2015, 123 (3): 405-412.

10. Tsuboi K, Saijo K, Ishikawa E, et al. Effects of local injection of ex vivo expanded autologous tumor-specific T lymphocytes in cases with recurrent malignant gliomas. Clin Cancer Res, 2003, 9 (9): 3294-3302.

11. Ghazi A, Ashoori A, Hanley PJ, et al. Generation of polyclonal CMV-specific T cells for the adoptive immunotherapy of glioblastoma. J Immunother, 2012, 35 (2): 159-168.

12. Morgan RA, Johnson LA, Davis JL, et al. Recognition of glioma stem cells by genetically modified T cells targeting EGFRv Ⅲ and development of adoptive cell therapy for glioma. Hum Gene Ther, 2012, 23 (10): 1043-1053.

13. Chow KK, Naik S, Kakarla S, et al. T cells redirected to EphA2 for the immunotherapy of glioblastoma. Mol Ther, 2013, 21 (3): 629-637.

14. Jin J, Joo KM, Lee SJ, et al. Synergistic therapeutic effects of cytokine-induced killer cells and temozolomide against glioblastoma. Oncol Rep, 2011, 25 (1): 33-39.

15. Del Vecchio CA, Li G, Wong AJ. Targeting EGF receptor variant Ⅲ: tumor-specific peptide vaccination for malignant gliomas. Expert Rev Vaccines, 2012, 11 (2): 133-144.

16. Antonios JP, Everson RG, Liau LM. Dendritic cell immunotherapy for brain tumors. J Neurooncol, 2015, 123 (3): 425-

432.

17.Pardoll DM. The blockade of immune checkpoints in cancer immunotherapy. Nat Rev Cancer，2012，12（4）：252-264.

18. Sharma P，Allison JP. The future of immune checkpoint therapy. Science，2015，348（6230）：56-61.

19.Couzin-Frankel J.Breakthrough of the year 2013.Cancer immunotherapy. Science，2013，342（6165）：1432-1433.

20.Ribas A. Tumor immunotherapy directed at PD-1. N Engl J Med，2012，366（26）：2517-2519.

21.Berghoff AS，Kiesel B，Widhalm G，et al. Programmed death ligand 1 expression and tumor-infiltrating lymphocytes in glioblastoma. Neuro Oncol，2015，17（8）：1064-1075.

22.Zhang L，Chen LH，Wan H，et al. Exome sequencing identifies somatic gain-of-function PPM1D mutations in brainstem gliomas. Nat Genet，2014，46（7）：726-730.

23.Taylor KR，Mackay A，Truffaux N，et al. Recurrent activating ACVR1 mutations in diffuse intrinsic pontine glioma. Nat Genet，2014，46（5）：457-461.

24.Fontebasso AM，Papillon-Cavanagh S，Schwartzentruber J，et al. Recurrent somatic mutations in ACVR1 in pediatric midline high-grade astrocytoma. Nat Genet，2014，46（5）：462-466.

25.Buczkowicz P，Hoeman C，Rakopoulos P，et al. Genomic analysis of diffuse intrinsic pontine gliomas identifies three molecular subgroups and recurrent activating ACVR1 mutations. Nat Genet，

2014, 46 (5): 451-456.

26.Wu G, Diaz AK, Paugh BS, et al. The genomic landscape of diffuse intrinsic pontine glioma and pediatric non-brainstem high-grade glioma. Nat Genet, 2014, 46 (5): 444-450.

27.Powles T, Eder JP, Fine GD, et al. MPDL3280A (anti-PD-L1) treatment leads to clinical activity in metastatic bladder cancer. Nature, 2014, 515 (7528): 558-562.

28.Tumeh PC, Harview CL, Yearley JH, et al. PD-1 blockade induces responses by inhibiting adaptive immune resistance. Nature, 2014, 515 (7528): 568-571.

29.Tobias A, Ahmed A, Moon KS, et al. The art of gene therapy for glioma : a review of the challenging road to the bedside. J Neurol Neurosurg Psychiatry, 2013, 84 (2): 213-222.

30.Iwami K, Natsume A, Wakabayashi T.Gene therapy for high-grade glioma. Neurol Med Chir (Tokyo), 2010, 50 (9): 727-736.

31.Aghi M, Martuza RL.Oncolytic viral therapies—the clinical experience. Oncogene, 2005, 24 (52): 7802-7816.

32.Lang FF, Bruner JM, Fuller GN, et al.Phase Ⅰ trial of adenovirus-mediated p53 gene therapy for recurrent glioma : biological and clinical results. J Clin Oncol, 2003, 21 (13): 2508-2518.

33.Selznick LA, Shamji MF, Fecci P, et al.Molecular strategies for the treatment of malignant glioma—genes, viruses, and vaccines. Neurosurg Rev, 2008, 31 (2): 141-155 ; discussion 155.

34.Yamanaka R.Cell- and peptide-based immunotherapeutic

approaches for glioma.Trends Mol Med, 2008, 14 (5): 228-235.

35.Vogelbaum MA, Sampson JH, Kunwar S, et al.Convection-enhanced delivery of cintredekin besudotox (interleukin-13-PE38QQR) followed by radiation therapy with and without temozolomide in newly diagnosed malignant gliomas : phase 1 study of final safety results. Neurosurgery, 2007, 61 (5): 1031-1037 ; discussion 1037-1038.

# 脑干胶质瘤临床前研究模型的建立

## *41* 临床前模型是研究肿瘤发病机制及治疗方法的必备工具

临床前模型在肿瘤的基础研究中具有极为重要的意义，是研究肿瘤的发生发展过程、生物学特性及治疗方法的必备手段。对脑干胶质瘤而言，由于标本获取困难且现有治疗方法效果不理想，因此临床前模型对深入了解其生物学特性及研发新型治疗方案更具有不可替代的意义。

近几十年来，临床前模型在大脑半球胶质瘤的研究中得到了广泛应用，并取得了很好的效果。起初，脑干胶质瘤的临床前试验全部基于大脑半球胶质瘤模型。然而，目前脑干胶质瘤已经被多个报道证实其具有完全不同于大脑半球胶质瘤的生物学特性，大脑半球胶质瘤模型并不能很好地反映脑干胶质瘤的特性。因此，目前急需建立能够真正准确反映脑干胶质瘤发病机制特异性的临床前模型。

由于脑干胶质瘤患者极少进行手术或活检，所以标本获取极为困难。近年来，随着技术的发展，尤其是立体定向活检技术的成熟，脑干胶质瘤的活检已经被证实具有较高的安全性及有效性。此外，脑干胶质瘤患者尸检标本的质量也被证实可以用于实验研究。标本的可获得性不仅使建立脑干胶质瘤原代培养细胞系及动物模型成为可能，也使得对脑干胶质瘤进行较大规模的基因检测成为可能，为进一步建立基因工程动物模型奠定了基础。

不同于经典的影像学分型方法，近期的多项脑干胶质瘤测序研究均报道了基于基因组学及表观遗传学的分子分型方法。Paugh BS 等通过对活检及尸检标本基因测序结果的分析，率先报道了儿童脑干胶质瘤与非脑干胶质瘤拥有完全不同的基因表达谱，并可根据基因表达的不同将脑干胶质瘤分为间质型、增生型及神经前体型三个亚型。进一步的研究又发现了 MYCN、Hedgehog 及 PDGFRA 等不同的标志物，并根据这些标志物的上调与否将脑干胶质瘤分成不同的亚型。此后，突变频率最高且最为重要的基因突变 histone 3.3/3.1 被检测出来，该基因突变特异性地存在于脑干胶质瘤中，而大脑半球胶质瘤中则未见表达。与此同时，ACVR1 与 PPM1D 等出现频率低于 histone 的脑干胶质瘤特异性基因突变也相继被多项实验报道证实。上述的基因突变位点，尤其是脑干胶质瘤特异性突变位点的发现，为最终建立能够准确代表脑干胶质瘤基因表达类型的临床前模型奠定了基础，并为研发新型治疗方法提供了靶点。

下文将详细介绍脑干胶质瘤临床前模型的研究进展，包括同种和异种移植动物模型以及体外培养系统和基因工程动物模型。脑干胶质瘤治疗效果的真正提高将依赖于上述动物模型的整合与互补。

## *42* 早期探索：鼠／人源性大脑半球胶质瘤向脑干异位移植的动物模型

基于立体定向技术的动物移植模型早已被广泛应用于各种脑肿瘤的研究当中，但是对于脑干肿瘤而言，该项技术的应用仅仅处于起步阶段，远远落后于其他部位的脑肿瘤。Schabet M 等于 1997 年尝试将人髓母细胞瘤细胞注射至裸鼠的枕大池，并在桥脑及延髓观察到肿瘤细胞的聚集。该实验首次证明了异位肿瘤细胞可以在脑干生长，为研究脑干胶质瘤的生物学特性提供了一种具有可行性的方法，同时也启发了其他人在此基础上不断改进肿瘤移植动物模型的技术。

此后出现的是鼠源性同种移植动物模型，即将鼠大脑半球胶质瘤细胞系如 F98、9L 及 C6 等通过立体定向技术注射至幼鼠及成鼠的桥脑部位。这些实验证实，上述细胞能够适应脑干特殊的微环境，并在脑干的特定部位生长出肿瘤团块。然而，以上实验虽然能够在脑干部位发现肿瘤细胞的聚集，但是其来源细胞并不是脑干胶质瘤，而是大脑半球胶质瘤，并且经过多次传代，性状已经产生了很大的变化。因此，上述实验仅仅证实了在小鼠脑干部位进行立体定向细胞注射产生胶质瘤的可能性，而并没有充分考虑到脑干胶质瘤与大脑半球胶质瘤之间生物学特性的差异。

接下来出现的是人源性异种移植动物模型，即将人大脑半球胶质瘤细胞通过立体定向技术注射至鼠的脑干部位。该种方法能够在鼠的脑干部位产生肿瘤细胞的聚集，在组织学和形态学方面都拥有类似于人脑干胶质瘤的表现。该种动物模型所产生的肿瘤由人胶质瘤细胞组成，证实了人脑干胶质瘤细胞能够在脑干这一拥有特殊微环境及血脑屏障系统的部位生长，并被用于研究和评价脑干胶质瘤对不同治疗方法的反应。Caretti V 等观察了放射治疗对该肿瘤移植模型的作用，得到的结果与临床上脑干胶质瘤患者对放疗的反应类似。Hashizume R 和 Aoki Y 等报道，在用上述方法建立的动物模型中 TMZ 能够显著抑制肿瘤生长。然而相应的临床试验则得出了相反的结果，TMZ 并不能提高脑干胶质瘤患者的生存期。上述结果表明，人源性异种移植动物模型虽然证实了人胶质瘤细胞在脑干微环境下生长的可能性，其产生的肿瘤在一定程度上也与人脑干胶质瘤具有相似性，但是该模型的细胞来源为大脑半球胶质瘤，并不能完全反映脑干胶质瘤的生物学特性，并不完全适合预测与评估脑干胶质瘤治疗方法的临床反应。

## *43* 逐步成熟：尸检／活检来源的脑干胶质瘤原代培养细胞及原位异体移植动物模型

由于上述临床前模型皆存在一定程度的缺陷，因此，应用脑干胶质瘤手术样本直接进行原代细胞培养是解决上述问题的最佳方法。

Monje M 等完成了第一例尸检标本的取材与培养，他们用神经干细胞的培养方法对原代细胞进行体外培养，培养所得的细胞球能够不同程度地表达 Nestin、GFAP、Vimentin、Sox2、Olig2 及 CD133 等标志物，表现出原始神经前体细胞的特征。随后，他们将培养所得的细胞立体定向注射到免疫缺陷小鼠的四脑室中，观察到侵及脑干、小脑及大脑半球的肿瘤形成，这与人脑干胶质瘤在组织学上有相似之处。这项研究最重要的意义在于首次证明了尸检来源的脑干胶质瘤细胞能够在体外培养的条件下存活，并能在活体内形成移植瘤。Monje M 等还发现，如果将尸检来源的脑干胶质瘤细胞不经体外培养直接注射入小鼠脑内也能形成肿瘤，但肿瘤却是由小鼠的细胞组成而不是人的细胞。

有人报道用尸检来源的脑干胶质瘤细胞进行新型治疗手段的评估。但是，尸检来源的细胞具有一个很大的缺陷：在取材前，患者通常已经接受过放疗和（或）其他治疗，如 TMZ 及 Avastin 等，因此细胞的遗传学及表观遗传学特征通常已经出现了较大的改变，会在一定程度上影响治疗手段评估的准确性。

随着立体定向活检技术的不断普及与提高，活检来源的脑干胶质瘤细胞也开始见于报道。这些细胞同样在体外进行培养，既可以用来测试靶向治疗药物的效果（如 dasatinib、cabozantinib 及 Wee1 抑制剂 MK-1775），也可以用来研究脑干胶质瘤的生物学特性（如 H3K27M 突变后甲基化及基因表达方式的改变）。

其后，有数项研究将活检来源的脑干胶质瘤细胞经过体外培养后，立体定向注射至小鼠脑内。Hashizume 等建成的动物模型表达 GFAP，Nestin、Olig2 和 PDGFRα，与人脑干胶质瘤表达的标志物十分类似。该模型还被用作临床前体外试验平台检测放疗联合 MK-1775 的治疗效果。近期，Grasso 等报道了一项重大的突破性进展。他们应用活检及尸检来源的脑干胶质瘤细胞建立体外及体内动物模型系统。在筛查了 83 种药物之后，他们发现了组蛋白去乙酰酶抑制剂 panobinostat 在体外试验中有着最显著的效果。更重要的是，Grasso 等发现单独使用 panobinostat 一种药物就可以显著降低动物模型中肿瘤的生长。此外，在体外试验中 panobinostat 与组蛋白去甲基化酶抑制剂 GSK-J4 具有协同作用。

## *44* 另辟蹊径：脑干胶质瘤基因工程动物模型

基因工程动物模型（genetically engineered mouse models，GEMMs）是胶质瘤移植瘤模型中十分重要的一部分，它通过控制特定细胞中特定基因的激活与抑制达到产生肿瘤的目的。由于建立基因工程动物模型需要对肿瘤遗传学具备深入详尽的认识，因此这种动物模型在脑干胶质瘤中应用较晚。然而，随着近几年脑干胶质瘤基因测序工作的巨大进展，人们对脑干胶质瘤基因组学的认识不断增加，脑干胶质瘤基因工程动物模型的研究也已经开始起步，并取得了初步的进展。

基因工程动物模型的优势在于可以在免疫功能正常动物体内的处于相对自然状态的微环境中研究肿瘤。脑干胶质瘤基因工程动物模型的理论基础为 RCAS-TVA 系统（replication-competent avian sarcoma-leucosis virus long-terminal repeat with splice acceptor，RCAS/tumor virus A，TVA）。RCAS-TVA 系统应用逆转录禽类白血病及肉瘤病毒家族作为基因转移载体，能够特异性感染表达 TVA 相应表面受体的细胞。而经过基因工程处理的小鼠能够在多种细胞特异性启动子的控制下产生表达 TVA 受体的细胞，因此 RCAS 系统成功感染后可以在室管膜下区以外的其他区域产生肿瘤细胞。

早期的基于 RCAS 系统的脑干胶质瘤基因工程动物模型应用了种系遗传中的 Ink4a-ARF 基因缺失及 *PDGFB* 基因过表达，以新生小鼠桥脑中表达 Nestin 的细胞作为靶点，能够在脑干位置产生肿瘤细胞。Becher OJ 及 Barton KL 等分别使用上述模型验证了 AKT 信号通路抑制剂 perifosine 及 CDK4/6 抑制剂 PD0332991 对脑干胶质瘤的治疗效果。其中，相较单纯放疗，合并使用 PD0332991 能够提高患者生存期。以上研究表明，使用基于 RCAS 系统的基因工程动物模型能够成功模拟脑干胶质瘤的基本特征。

随着对脑干胶质瘤特异性突变认识的更加深入，基因工程动物模型也在不断改进。目前认为在脑干胶质瘤中发生频率最高的三种突变类型为：PDGF 信号通路过表达，*P53* 基因缺失及 *H3.3K27M* 基因突变。因此，经过改进的制备基因工程动物模型的方法为：将能够产生 RCAS-PDGFB，RCAS-Cre 和 RCAS-H3.3K27M 病毒的细胞注射至 Nestin-Tva；p53-floxed 新生小鼠的脑干。该方法能够产生高级别的脑干胶质瘤，并与人脑干胶质瘤的基因表达谱极为相似。最为明显的表现是 H3K27me3 表达水平的全面降低，这与在人脑干胶质瘤标本中观察到的情形十分相似。由于上述方法能够很好地模拟脑干胶质瘤的特性，因此能够被用作很好的药物临床前实验平台。Halvorson 等应用该方法验证了一种新型多激酶抑制剂 BMS-754807 的治疗效果。

除了被用作筛选靶向治疗药物的工具，基于 RCAS 的脑干胶质瘤基因工程动物模型的另一大重要意义在于可在活体中进一步探究疾病的生物学特征，以期提高对脑干胶质瘤发生发展过程的理解。Misuraca KL

等即应用上述的 RCAS 模型对比脑干胶质瘤及大脑半球胶质瘤，并发现前者含有很高水平的转录调节因子 Pax3。体外与体内试验均证明 Pax3 的过表达能够抑制凋亡和提高增殖水平，促进肿瘤形成。对脑干胶质瘤病例的研究也表明，40% 的 DIPGs 患者表现为 Pax3 水平增高，伴有 PDGF 通路的活化，细胞周期调节基因的扩增，并与 *ACVR1* 基因突变不共存。这项研究使我们对脑干胶质瘤的机制有了更加深入的了解，并且定义了一组特殊的 DIPGs 亚型。

　　近期，一种新型的基因工程动物模型也已出现。该方法应用人胚胎干细胞，通过活化 PDGFRα 和 H3.3K27M，并敲低 p53，产生神经前体样细胞，再将这些细胞注射至小鼠脑干产生肿瘤。Funato 等通过上述方法，分别在体外及体内研究相关原癌基因的作用机制，发现上述基因之间有相互促进的作用，共同导致肿瘤形成。虽然这种动物模型因为细胞来源的原因并不能完全模拟脑干胶质瘤的特性，但是能够利用人胚胎干细胞对基因测序所发现的突变进行相对简便且可靠的功能验证。

　　综上所述，脑干胶质瘤基因工程动物模型在近几年取得了显著的进展，但是仍有许多空白需要填补。首先，我们希望拥有更加具有空间特异性的动物模型，尤其是特异性局限于桥脑的 DIPGs 动物模型，这可能依赖于桥脑特异性启动子和增强子的发现。其次，前述的动物模型大部分是模拟 PDGFRA/oligodendroglial/H3.3K27M 亚 型，其 他 的 亚 型 如 H3.1K27M/ACVR1/MYCN 等也应当建立相应的模型，以利于进行不同亚型间生物学特性差异的比较，并为不同亚型制定不同的治疗方案。最后，前述的模型全部基于新生小鼠，但是目前我们尚不能排除脑干胶质瘤起源于子宫内。因此，将基因突变通过转染或电穿孔技术导入小鼠子宫中进行研究或许能够解答脑干胶质瘤的起源问题。

## *45* 展望未来：结合原位异体移植动物模型与基因工程动物模型的特色与优势是未来发展的方向

近几年来，随着对病因学了解的不断深入，脑干胶质瘤临床前模型得到了很大的发展。各个不同的模型各具特色与优势，为我们从不同角度研究脑干胶质瘤提供了基础与平台。

　　脑干胶质瘤原代培养细胞及原位异体移植瘤模型作为最先发展的平台一直是最重要且最成熟的研究手段。手术或活检来源的细胞及动物模型由于标本没有受到过其他治疗手段的干扰，始终保持脑干胶质瘤的原始特性，因此是最佳的选择，但是这种标本获取较为困难且数量较少。尸检来源的动物模型虽然具有治疗导致的基因突变，但这也为我们研究脑干胶质瘤对治疗的反应提供了便利，未来将其与未接受治疗的标本对比可以获得经过治疗后肿瘤基因组学及代谢组学的变化，以进一步解释脑干胶质瘤的治疗不敏感性并有针对性地研发降低肿瘤放化疗耐受性的治疗手段。

　　脑干胶质瘤基因工程动物模型是临床前平台的另一种主要研究手段。与原位异体移植瘤模型需要免疫功能缺陷动物不同，基因工程动物模型通过控制基因的表达形成肿瘤，保留了完整的免疫功能，因此使肿瘤周围的微环境与在人体内的情形更为相似。由于近几年对脑干胶质瘤基因组学的研究有了重大的突破，因此基因工程动物模型也随之有了很大的发展，但是因为其起步较晚，仍有许多空白需要填补。下一步的研究方向将是把脑干胶质瘤常见基因突变如 *H3.3K27M* 等敲入内源性位点以更好地模拟特定基因突变产物的表达水平及表达部位。此外，新靶点的发现如 PDGFR α 等也为新的模型提供了理论基础及研究方向。

综上所述，不同的临床前研究模型拥有不同的优势，并且都在进行不断的完善。持续改进研究模型将是一个漫长的过程，虽然已经取得了一定成果，但还有很多工作需要完成。应用这些模型的最终目的是找到有效的新型治疗药物，并深入了解脑干胶质瘤治疗抵抗的生理学机制。合理综合利用不同的研究模型将是未来我们测试治疗药物及研究脑干胶质瘤发病机制的关键。

## 参考文献

1. Paugh BS, Broniscer A, Qu C, et al. Genome-wide analyses identify recurrent amplifications of receptor tyrosine kinases and cell-cycle regulatory genes in diffuse intrinsic pontine glioma. J Clin Oncol, 2011, 29 (30): 3999-4006.

2. Saratsis AM, Kambhampati M, Snyder K, et al.Comparative multidimensional molecular analyses of pediatric diffuse intrinsic pontine glioma reveals distinct molecular subtypes. Acta Neuropathol, 2014, 127 (6): 881-895.

3. Khuong-Quang DA, Buczkowicz P, Rakopoulos P, et

al.K27M mutation in histone H3.3 defines clinically and biologically distinct subgroups of pediatric diffuse intrinsic pontine gliomas. Acta Neuropathol, 2012, 124（3）：439-447.

4. Wu G, Diaz AK, Paugh BS, et al. The genomic landscape of diffuse intrinsic pontine glioma and pediatric non-brainstem high-grade glioma. Nat Genet, 2014, 46（5）：444-450.

5.Jallo GI, Penno M, Sukay L, et al. Experimental models of brainstem tumors：development of a neonatal rat model. Childs Nerv Syst, 2005, 21（5）：399-403.

6. Liu Q, Liu R, Kashyap MV, et al. Brainstem glioma progression in juvenile and adult rats. J Neurosurg, 2008, 109（5）：849-855.

7.Lee J, Jallo GI, Guarnieri M, et al.A novel brainstem tumor model：guide screw technology with functional, radiological, and histopathological characterization. Neurosurg Focus, 2005, 18（6A）：E11.

8. Caretti V, Zondervan I, Meijer DH, et al. Monitoring of tumor growth and post-irradiation recurrence in a diffuse intrinsic pontine glioma mouse model. Brain Pathol, 2011, 21（4）：441-451.

9. Hashizume R, Ozawa T, Dinca EB, et al. A human brainstem glioma xenograft model enabled for bioluminescence imaging. J Neurooncol, 2010, 96（2）：151-159.

10. Aoki Y, Hashizume R, Ozawa T, et al. An experimental xenograft mouse model of diffuse pontine glioma designed for

therapeutic testing. J Neurooncol, 2012, 108（1）: 29-35.

11. Monje M, Mitra SS, Freret ME, et al. Hedgehogresponsive candidate cell of origin for diffuse intrinsic pontine glioma. Proc Natl Acad Sci USA, 2011, 108（11）: 4453-4458.

12. Truffaux N, Philippe C, Paulsson J, et al. Preclinical evaluation of dasatinib alone and in combination with cabozantinib for the treatment of diffuse intrinsic pontine glioma. Neuro Oncol, 2014, 17（7）: 953-964.

13. Mueller S, Hashizume R, Yang X, et al. Targeting wee1 for the treatment of pediatric high-grade gliomas. Neuro Oncol, 2014, 16（3）: 352-360.

14. Chan KM, Fang D, Gan H, et al. The histone H3.3K27M mutation in pediatric glioma reprograms H3K27 methylation and gene expression. Genes Dev, 2013, 27（9）: 985-990.

15. Hashizume R, Smirnov I, Liu S, et al. Characterization of a diffuse intrinsic pontine glioma cell line : implications for future investigations and treatment. J Neurooncol, 2012, 110（3）: 305-313.

16. Grasso CS, Tang Y, Truffaux N, et al. Functionally defined therapeutic targets in diffuse intrinsic pontine glioma. Nat Med, 2015, 21（6）: 555-559.

17. Becher OJ, Hambardzumyan D, Walker TR, et al. Preclinical evaluation of radiation and perifosine in a genetically and histologically accurate model of brainstem glioma. Cancer Res, 2010, 70（6）: 2548-2557.

18.Barton KL, Misuraca K, Cordero F, et al. PD-0332991, a CDK4/6 inhibitor, significantly prolongs survival in a genetically engineered mouse model of brainstem glioma. PLoS One,2013,8 (10): e77639.

19. Lewis PW, Müller MM, Koletsky MS, et al. Inhibition of PRC2 activity by a gain-of-function h3 mutation found in pediatric glioblastoma. Science, 2013, 340 (6134): 857-861.

20.Halvorson KG, Barton KL, Schroeder K, et al. A high-throughput in vitro drug screen in a genetically engineered mouse model of diffuse intrinsic pontine glioma identifies BMS-754807 as a promising therapeutic agent. PLoS One, 2015, 10 (3): e0118926.

21. Misuraca KL, Barton KL, Chung A, et al. Pax3 expression enhances PDGF-B-induced brainstem gliomagenesis and characterizes a subset of brainstem glioma. Acta Neuropathol Commun, 2014, 2 (1): 134.

22. Funato K, Major T, Lewis PW, et al. Use of human embryonic stem cells to model pediatric gliomas with H3.3K27M histone mutation. Science, 2014, 346 (6216): 1529-1533.

# 脑干功能的研究

## *46* 脑干病变揭示生命中枢更多功能

提及脑干功能，以往学者们主要认为脑干可以维持人体的呼吸、心跳、意识（觉醒）及运动、感觉功能。然而，对于脑干功能的探索并未止步于此，在动物实验研究中脑干更多的功能被揭示。我们在多年来对脑干疾病患者诊治过程中也发现，脑干的功能可能包括更多，比如情绪的控制异常等。

在传统的解剖学研究中，作为人体神经网络的核心区域——脑干由于其位置的特殊性被赋予其更多的意义。脑干内部多个核团直接参与循环、呼吸、消化的

调控，另外人体多数颅神经起始和终止于其中，这些
颅神经提供了头颈部大部分结构的感觉、运动及自主
神经支配，以及听觉、前庭平衡觉和味觉等特殊感觉
的神经支配。脑干还直接参与人体吞咽、呕吐、咳嗽、
喷嚏、眨眼等动作的完成。皮质脊髓束等传导束完全穿
过脑干，支配全身骨骼肌的随意运动。另外，桥脑蓝斑
周围 α 区的病变可能导致患者出现不可控制的发笑或
异样表情、动作，甚至在睡眠中发生。帕金森病提示中
脑黑质参与了运动失调及运动障碍的调控。在动物实验
中特定区域的损伤可能引起音调识别、声音定位及听
觉反射的功能障碍，但在人类中未得到验证。

## *47* 脑干网状结构随物种进化更趋复杂

脑干网状结构的功能一直是研究的热点，因为其
在脑干内分布广泛，且神经元和神经纤维混杂，功能
多而隐秘，不易被察觉。目前较肯定的是，脑干网状
结构可以通过对睡眠觉醒周期的反应来控制意识状态，
其功能受损后会发生意识障碍等严重情况。在动物实验
研究中发现，脑干网状结构也具有控制血管收缩、心
率、呼吸及排汗等作用。我们相信，随着物种的进化，

神经纤维网络会更加组织化，功能上更具选择性，纤维联系亦会更加广泛。

脑干在神经认知方面的作用是目前研究的热点，脑干影响认知功能的基础是大脑与小脑间广泛的纤维联系。现有报道显示额叶小脑纤维联系（fronto-cerebellar association fibers，FCF）在神经认知功能方面起到调节作用，联络皮质（包括前额叶、顶叶后部、优势侧颞叶、海马旁回和扣带回）发出的纤维束分布于桥脑，形成皮质桥脑束，经小脑中脚至小脑后叶皮质，形成"大脑 - 桥脑 - 小脑投射"，大脑经桥脑传至小脑的信息，经小脑反馈后由小脑深部核团发出的纤维束传至丘脑非运动核团，再由其发出的纤维束传至大脑前额叶皮质及前辅助运动皮质，形成"小脑 - 丘脑 - 大脑投射"，形成完整的"大脑 - 小脑环路"。目前对于这些纤维联系的功能还不是很清楚，且尚未明确这些连接纤维在认知活动中扮演的角色。在罹患脑干病变的儿童患者，这些联系可以因为肿瘤侵袭而遭到破坏，目前还未见针对这类病例的相关研究报道。

# *48* 脑干参与调控认知及情绪

临床实践中我们发现桥脑弥漫性胶质瘤的患儿，发病过程中可出现明显的情绪异常变化，部分患儿早期会有多梦、呓语等情况，且较为明显。患儿在出现临床症状前即出现脾气较前急躁、自控力不足等表现，且该组症状在患儿中表现较为突出，这提示桥脑在儿童情绪情感发育早期的发展过程中具有更重要的作用。关于脑干病变与儿童认知行为及情绪障碍关系的研究，还有很多方面亟需探索，通过这些探索能够揭示脑干更多潜在的功能秘密。

## 参考文献

1.Susan Standring.Gray's Anatomy：The anatomical basis of clinical practice（39 ed）.New York：Churchill Livingstone，2004.

2.Geva R，Feldman R.A neurobiological model for the effects of early brainstem functioning on the development of behavior and emotion regulation in infants：implications for prenatal and perinatal risk. J Child Psychol Psychiatry，2008，49（10）：1031-1041.

3.Strick PL，Dum RP，Fiez JA．Cerebellum and nonmotor function．Annu Rev Neurosci，2009，32：413-434.

4.Cantalupo C, Hopkins W. The cerebellum and its contribution to complex tasks in higher primates: a comparative perspective. Cortex, 2010, 46 (7): 821-830.

5.Stoodley CJ, Schmahmann JD. Evidence for topographic organization in the cerebellum of motor control versus cognitive and affective processing. Cortex, 2010, 46 (7): 831-844.

# 脑干胶质瘤的临床研究及展望

## *49* 脑干肿瘤相关的临床研究数量较少

由于脑干肿瘤发病率相对较低，手术难度高、风险大，研究人员们难以获取研究所需的足够数量和高质量的脑干肿瘤标本，且目前尚没有理想的人类脑干胶质瘤等脑干肿瘤的细胞株供研究使用。因此，开展脑干肿瘤相关的临床研究并不容易。然而，经过研究者们的不懈努力，仍然不断有脑干肿瘤相关的研究成果涌现出来。

世界最大规模的临床研究注册网站 ClinicalTrials.gov 上目前可以检索到涉及脑干肿瘤的研究共 215 项，

其中注册日期为 2013 年以后的临床试验仅 25 项；涉及脑干胶质瘤的临床研究共 199 项，其中注册日期为 2013 年以后的临床研究仅 14 项。

## *50* 脑干肿瘤相关的临床研究具有鲜明的特点

涉及脑干肿瘤的临床研究大多是在研究某一类肿瘤时，将发生于脑干的病例包含在内，而专门针对脑干肿瘤的研究则十分稀少。专门针对脑干肿瘤的临床研究，其主要研究对象是脑干胶质瘤。脑干肿瘤相关的临床研究方向主要集中在下述各方面。

（1）针对脑干肿瘤标本进行组织学、遗传学等分析：如《Nature》曾刊登多篇脑干胶质瘤分子遗传学方面的文章，《Nature Genetics》曾报道有学者发现脑干胶质瘤中存在 *PPM1D* 基因突变，《Neuro-oncology》曾报道有学者发现 DIPGs 中多种基因突变情况及脑脊液标记性蛋白异常情况等。

（2）对脑干肿瘤相关神经影像学检查手段的价值评估：其中分子影像学手段，尤其外源性药物在体显像是研究的热点。2013 年至今在 ClinicalTrials.gov 注册的涉及脑干胶质瘤的 14 项研究中有 3 项涉及 $^{18}$F-DOPA-PET 显像，1 项涉及 $^{68}$Ga-DOTATOC-PET 显像。

（3）对放化疗方案、新型药物及免疫治疗等治疗手段有效性的评价：最新的几项临床研究包括：不同的高分割放疗方案与传统放疗方案对 DIPGs 治疗效果的比较，经过基因修饰的 T 细胞在治疗包括脑干胶质瘤在内的恶性胶质瘤中的作用，WEE1 抑制剂 MK-1775 联合局部放疗治疗 DIPGs 的有效性研究等。

（4）病例登记研究：这类研究不仅包含各个国家开展的涉及脑干肿瘤的脑肿瘤或肿瘤登记研究，还包含一些专门针对特定类别脑干肿瘤的登记研究，如 http：//dipgregistry.org/。

## *51* 脑干胶质瘤的临床研究热点集中于 DIPGs，手术治疗相关的研究是亮点

专门针对脑干胶质瘤的临床试验主要集中于对 DIPGs 治疗手段的价值评估。这些临床试验所研究的治疗手段大部分为放射治疗、生物治疗以及靶向治疗等，鲜有涉及其手术治疗的研究。

这种情况的出现主要是因为脑干胶质瘤手术治疗

难度高、风险大；同时，神经外科医师们长期以来形成的认为脑干胶质瘤手术机会小、患者通过手术获益有限的惯性思维也是造成这种情况的重要原因。值得庆幸的是，在北京天坛医院神经外科几代人的大胆尝试和艰苦攻关下，脑干胶质瘤的手术效果得到了持续提高，而且利用手术切除肿瘤获得的高质量标本，实现了多种脑干胶质瘤细胞的培养和肿瘤细胞系的建立。这不但将我国神经肿瘤的研究和治疗水平推到了全世界的前列，而且有助于打破脑干胶质瘤基础、临床和转化研究中的诸多瓶颈，为更多更有价值研究成果的出现铺平了道路。

## 52 目前尚无国际公认的针对脑干胶质瘤的治疗指南

对于脑干胶质瘤的治疗，虽然目前尚无被广泛认可的、明确书写的国际指南，但神经肿瘤医师对脑干胶质瘤的治疗有一些共识，如：美国临床肿瘤学会指出，对于儿童脑干胶质瘤，放疗是最常用的治疗手段，化疗也是比较普遍的治疗手段，手术治疗仅在影像学检查显示肿瘤呈局限性生长，且有可能在不损伤正常脑组织的情况下切除肿瘤时才选择；美国国家癌症研究所的官方网站指出，如果头颅 MRI 提示为局限性或者低级别脑干胶质瘤，可行活检，并可在活检的同时，在安全的前提下尽可能切除肿瘤。

随着研究的不断深入和更多脑干胶质瘤样本的收集，研究者们将有能力建立起人类脑干胶质瘤的细胞株和动物模型，能够针对脑干胶质瘤开展更多更深刻的基础研究，解答诸多现实问题。神经影像学的发展和术中神经功能保护技术的提高能够赋予临床神经肿瘤工作者更强的能力，既保护神经功能又尽可能切除肿瘤，给脑干胶质瘤患者争取更多的手术机会和更小的神经功能损伤，从而延长其生存期和提高其生活质量。进行大规模分子病理学研究，找到更多脑干胶质瘤相关的治疗靶点，为研发药物和新型治疗手段提供更加丰富的背景知识，从而使患者更大程度地受益。这些将会是脑干胶质瘤未来研究的前景。

## 参考文献

1.Dellaretti M，Reyns N，Touzet G，et al.Diffuse brainstem glioma：prognostic factors. J Neurosurg，2012，117（5）：810-814.

2.Reyes-Botero G, Laigle-Donadey F, Mokhtari K, et al. Temozolomide after radiotherapy in recurrent "low grade" diffuse brainstem glioma in adults. J Neurooncol, 2014, 120 (3): 581-586.

3. Zhang L, Chen LH, Wan H, et al.Exome sequencing identifies somatic gain-of-function PPM1D mutations in brainstem gliomas. Nat Genet, 2014, 46 (7): 726-730.

4.Barrow J, Adamowicz-Brice M, Cartmill M, et al. Homozygous loss of ADAM3A revealed by genome-wide analysis of pediatric high-grade glioma and diffuse intrinsic pontine gliomas. Neuro Oncol, 2011, 13 (2): 212-222.

5.Saratsis AM, Yadavilli S, Magge S, et al.Insights into pediatric diffuse intrinsic pontine glioma through proteomic analysis of cerebrospinal fluid. Neuro Oncol, 2012, 14 (5): 547-560.

6.[18]F-DOPA-PET in finding tumors in patients with newly diagnosed gliomas undergoing radiation therapy. https://clinicaltrials.gov/ct2/show/NCT01991977.

7.[18]F-FDOPA-PET/CT or PET/MRI in measuring tumors in patients with newly diagnosed or recurrent gliomas.https://clinicaltrials.gov/show/NCT02175745.

8.[18]F-DOPA-PET in planning surgery in patients with gliomas. https://clinicaltrials.gov/ct2/show/NCT02020720.

9.Efficacy of [68]Ga-DOTATOC positron emission tomography (PET) CT in children and young adults with brain tumors.https://clinicaltrials.gov/ct2/show/NCT02194452.

10.Prospective trial of two hypofractionated radiotherapy regimens versus conventional radiotherapy in diffuse brainstem glioma in children. https://clinicaltrials.gov/ct2/show/NCT01878266.

11.Genetically modified T-cells in treating patients with recurrent or refractory malignant glioma.https://clinicaltrials.gov/ct2/show/NCT02208362.

12.WEE1 inhibitor MK-1775 and local radiation therapy in treating younger patients with newly diagnosed diffuse intrinsic pontine gliomas. https://clinicaltrials.gov/ct2/show/NCT01922076.

# 脑干胶质瘤典型病例

## 53 病例一：延颈髓星形细胞瘤

患儿男性，6岁。因右侧肢体麻木无力，肢体变细9个月收入院。

入院查体：神志清楚，精神可，言语对答可，头部略向左偏斜，双侧瞳孔等大，直径2.5mm，直接及间接对光反射灵敏，双眼动充分，各向运动正常，视力及视野粗测可，面纹对称，伸舌居中，听力粗测正常，无吞咽困难、饮水呛咳及声音嘶哑，右侧肢体较左侧肢体纤细，右侧肢体多处肌肉及右手鱼际肌萎缩，双肩高度不一致，左肩高于右肩，右侧耸肩无力，左上肢肌力Ⅳ级，左下肢肌力Ⅳ级，右上肢肌力Ⅲ级，右下肢肌力Ⅳ-级，步态不稳，指鼻试验（-），右侧跟腱反射和膝反射强阳性，右侧巴氏征阳性。

入院 MRI：延髓至颈$_7$椎体水平髓内占位病变：星形细胞瘤可能性大。

入院完善相关检查后，行后正中入路肿瘤切除术，术中见肿瘤位于右侧延髓至颈$_2$脊髓髓内，灰白色，质稍韧，血供不丰富，显微镜下沿肿瘤周边仔细分离，镜下分块近全切除肿瘤。脑干、后组颅神经等重要结构保护完好。神经电生理监测未见异常。快速冰冻切片病理示（图 8）：星形细胞瘤（WHO Ⅱ级）。术后于 ICU 监护。给予对症支持治疗。术后第 3 天患儿主动及被动咳嗽反射可，拔除经鼻气管插管，并放置鼻饲管，防止误吸。术后第 9 天患儿进食恢复正常，拔除鼻饲管。患儿如期出院。

出院查体：神志清楚，精神可，言语对答可，头部略向左偏斜，双侧瞳孔等大，直径 2.5mm，直接及间接对光反射灵敏，双眼动充分，各向运动正常，视力及视野粗测可，面纹对称，伸舌居中，听力粗测正常，无吞咽困难、饮水呛咳及声音嘶哑，右侧肢体较左侧肢体纤细，右侧肢体多处肌肉及右手鱼际肌萎缩，双肩高度不一致，左肩高于右肩，右侧耸肩无力，右侧肢体肌力Ⅲ级，左侧肢体肌力Ⅳ级。麻木无力症状同术前，指鼻试验（-），右侧跟腱反射和膝反射强阳性，右侧巴氏征阳性。

出院后给予放疗，定期随访。

本病例术前及术后 MRI 影像学表现见图 9～15。

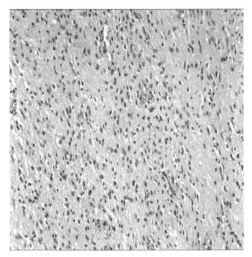

图 8　病理：星形细胞瘤（WHO Ⅱ级）（彩图见彩插8）

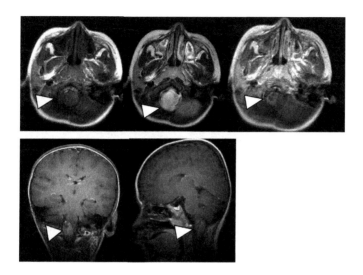

图9　术前 MRI 显示肿瘤位于延髓，偏右侧，$T_1$ 像低信号，$T_2$ 像高信号，注射造影剂后中等程度强化，肿瘤下极延伸到上颈髓

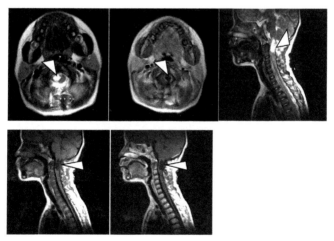

图10　术后 10 天 MRI 显示肿瘤近全切除，箭头所指为瘤腔，周边强化为创面的修复反应

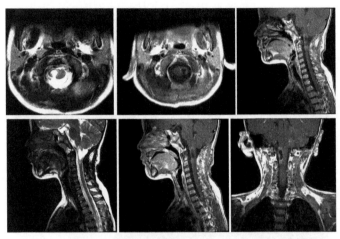

图 11　术后 3 个月 MRI 显示病情稳定，未见肿瘤复发迹象

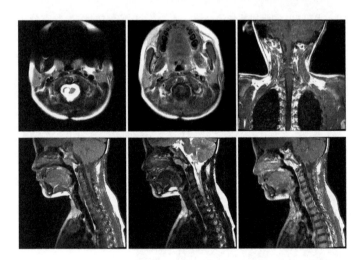

图 12　术后 1 年 MRI 显示病情稳定，未见肿瘤复发迹象

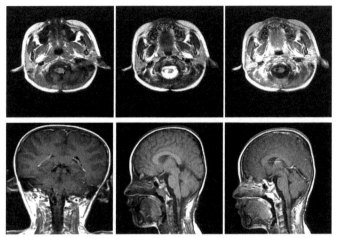

图 13　术后 2 年 MRI 显示病情稳定，未见肿瘤复发迹象

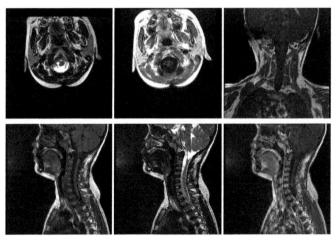

图 14　术后 3 年 MRI 显示病情稳定，未见肿瘤复发迹象

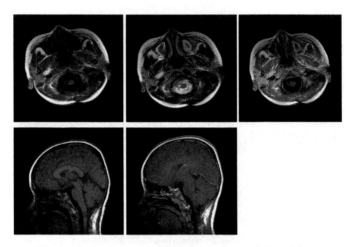

图 15　术后 4 年 MRI 显示病情稳定，未见肿瘤复发迹象。
目前患者 KPS 评分 90 分

病例点评：本病例肿瘤为外生性生长，偏向延髓的一侧，手术目的是减少肿瘤的负荷、明确肿瘤的病理类型。因为肿瘤与正常脑干的界限不清楚，所以手术主要切除磁共振强化明显的部分，术中尽可能保护后组颅神经，特别是迷走神经、舌咽神经和舌下神经，刺激迷走神经容易导致术中患者的心率和血压发生变化，从而影响手术过程，导致手术终止，因此手术中要实时进行脑干诱发电位等电生理监测。

## *54* 病例二：桥脑－延髓星形细胞瘤

患者女性，36 岁。因右眼斜视伴视物成双 17 个月，左侧肢体无力 16 个月收入院。

入院查体：神志清楚，查体合作，双侧瞳孔等大，直径 3.0mm，直接及间接对光反射灵敏，右眼外展受限，水平复视（+）。面部感觉未见异常，左面纹略浅，额纹对称，示齿无偏斜，咽反射（+），伸舌居中，无舌肌萎缩，左侧肢体肌力Ⅳ级，余肢体肌力及肌张力正常，共济运动可，病理征及颈抵抗未引出。

MRI：桥脑及延髓右侧异常信号影，胶质瘤可能性大。

完善相关检查后行右枕下乙状窦后入路开颅肿瘤切除术。术中于面神经内侧可见部分桥脑及延髓肿胀明显，切开肿胀脑干可见红色肿瘤，血供丰富，质软韧相间，边界不清。镜下分块近全切除肿瘤，手术顺利。

术后恢复平稳，出院查体：神志清楚，对答准确，双侧瞳孔等大，直径 3.0mm，直接及间接对光反射灵敏，右眼外展受限，水平复视（+）。面部感觉未见异常，左面纹略浅，额纹对称，示齿无偏斜，咽反射

（+），伸舌居中，无舌肌萎缩，左上肢肌力Ⅲ级，左下
肢肌力Ⅴ级，右侧肢体肌力、肌张力正常，颈抵抗及
病理征未引出。出院后给予放疗，定期随访。

术后病理（图16）：星形细胞瘤（WHO Ⅱ级）。

本病例术前及术后MRI影像学表现见图17～24。

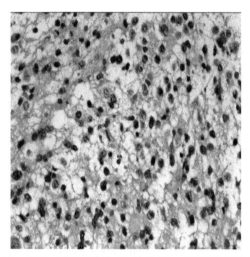

图16　病理：星形细胞瘤（WHO Ⅱ级）（彩图见彩插9）

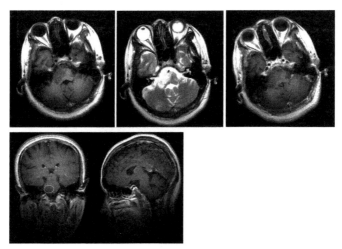

图17　术前MRI显示肿瘤位于延髓腹外侧，T₁像低信号，T₂像高信号，
注射造影剂后不强化，与正常脑干组织之间似乎存在模糊的边界

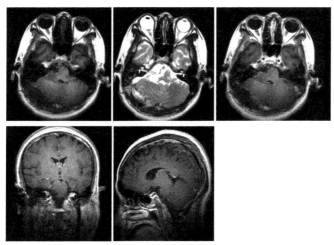

图18　术后4天MRI显示肿瘤达到了近全切除

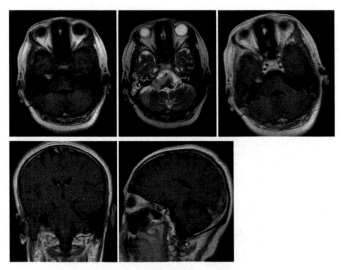

图 19　术后 3 个月 MRI 显示残余肿瘤基本稳定

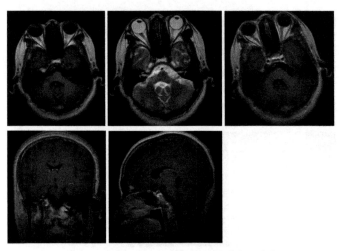

图 20　术后 1 年 MRI 显示未见肿瘤复发迹象

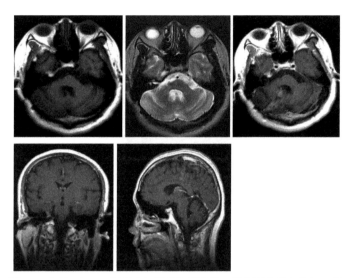

图 21 术后 2 年 MRI 显示未见肿瘤复发迹象，脑干形态基本恢复正常

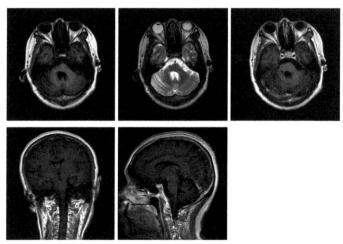

图 22 术后 3 年 MRI 显示未见肿瘤复发迹象，脑干形态基本恢复正常

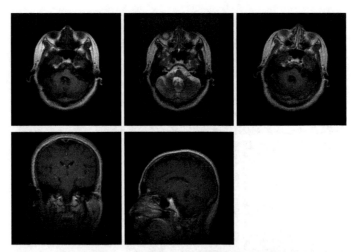

图 23　术后 4 年 MRI 显示未见肿瘤复发迹象，脑干形态基本恢复正常

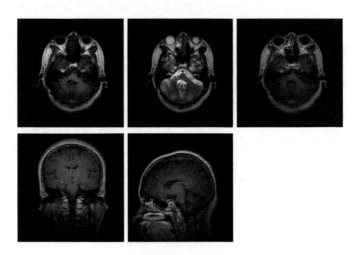

图 24　术后 5 年 MRI 显示未见肿瘤复发迹象，脑干形态基本恢复正常，
目前患者 KPS80 分

病例点评：本病例肿瘤为外生性生长，偏向桥脑的一侧，突入到桥脑小脑角，手术入路选择经乙状窦后入路，即 CPA 入路，术中在导航下确定肿瘤相对界限，尽可能保护面神经，在三叉神经和面神经之间的间隙进入桥脑，肿瘤体积减小后，可在面神经的下方进入，游离面神经，尽可能保护面神经和三叉神经出入脑干端的皮质。

## 55 病例三：桥脑胶质母细胞瘤

患儿男性，5 岁 9 个月。因走路不稳伴频繁跌倒 2 周，头痛 2 天收入院。

入院查体：神志清楚，精神可，查体配合，双侧瞳孔等大正圆，双眼动可，各向运动正常，对光反射灵敏，面纹及额纹对称，面部感觉无异常，双耳听力粗测正常，无吞咽困难，无饮水呛咳，咳嗽反射可，转颈耸肩可。左上肢肌力 0 级，左下肢肌力Ⅲ级，左下肢肌张力高，右侧肢体肌力及肌张力正常。双侧病理征（+）。

术前 MRI：桥脑胶质瘤。

完善相关检查后，行右颞下岩前入路开颅肿瘤切除术。术中抬起颞叶，剪开小脑幕，磨除部分岩骨后，见肿瘤位于右侧桥脑，紫红色，质软韧，血供中等，边界欠清。在颅神经监测下分块切除肿瘤，大小约 2.0cm×2.0cm×3.0cm，动眼神经、三叉神经小心保护完好，手术顺利。

术后恢复平稳，出院查体：神志清楚，精神可，查体配合，双侧瞳孔等大正圆，双眼动可，各向运动正常，对光反射灵敏，面纹及额纹对称，面部感觉无异常，双耳听力粗测正常，无吞咽困难，无饮水呛咳，咳嗽反射可，转颈耸肩可。左上肢肌力Ⅳ级，左下肢肌力Ⅲ级，右侧肢体肌力Ⅴ-级，双侧病理征（+）。出院后给予 TMZ 同步放化疗 +TMZ6 周期辅助化疗方案治疗，定期复诊。

术后病理（图 25）：胶质母细胞瘤含少枝胶质细胞瘤成分（WHO Ⅳ级）。GFAP+，Oligo2+，Ki-67 约 60%。

本病例术前、术中及术后相关影像学表现见图 26 ～ 30。

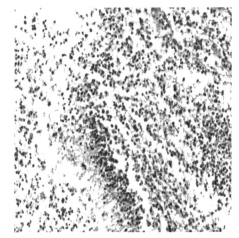

图 25　病理：胶质母细胞瘤含少枝胶质细胞瘤成分（WHO Ⅳ级）。
　　　　GFAP+，Oligo2+，Ki-67 约 60%（彩图见彩插 10）

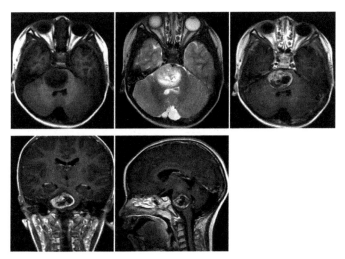

图 26　术前 MRI 显示肿瘤位于桥脑内，$T_1$ 像低信号，$T_2$ 像高信号，注
　　　　射造影剂后呈环形强化，中心坏死区。提示肿瘤恶性程度较高

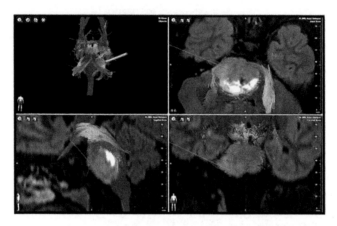

图 27 术前DTI 计划：蓝色代表上下走行的纤维束，绿色代表前后走行的纤维束，红色代表左右走行的纤维束。重建结果显示肿瘤将运动和感觉纤维束一起推向了背侧（白色箭头），由于二者紧密相邻，无法区分开来。黄色箭头显示术中进入脑干的安全点（彩图见彩插11）

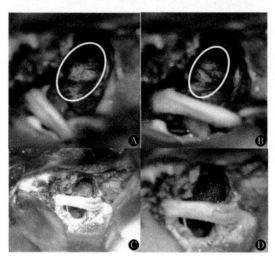

图28 术中所见：A、B荧光显微镜下肿瘤呈黄色，C. 白光下肿瘤切除之后，D. 荧光下肿瘤切除后黄色消失（彩图见彩插12）

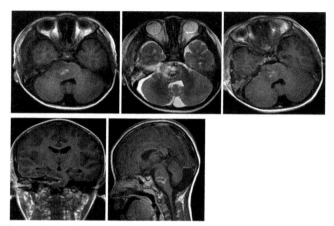

图29 术后1周MRI显示肿瘤近全切除，瘤腔内信号混杂不一，脑干水肿明显，瘤腔缩小

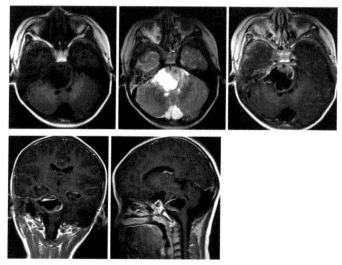

图30 术后3个月MRI见肿瘤残腔，及瘤腔腹侧团块样强化，考虑肿瘤复发，但患者KPS70分

病例点评：本病例中肿瘤虽然很大，但肿瘤为外生性生长，偏向桥脑的一侧。脑干肿瘤手术入路的选择原则是减少手术中对脑干的进一步新的损伤。根据术前脑干传导束 DTI 与肿瘤的关系，发现在桥脑的右腹外侧传导束相对缺少和薄弱，选择经颞岩前（KAWASE）入路。手术开始前 30 分钟静脉注入荧光素钠，手术时结合黄荧光与正常光之间的互换了解肿瘤的相对界限，在切除过程中，也要不断在黄荧光与正常光之间互换，结合电生理监测变化，切除肿瘤，在肿瘤接近正常脑干组织时，要实时监测，以免造成脑干的手术损伤。

## *56* 病例四：桥脑 - 延髓间变性星形细胞瘤

患者男性，31 岁。因复视 2 个月收入院。

入院查体：神清语利，查体配合，双侧瞳孔等大正圆，右眼对光反射迟钝，右眼外展受限。面部感觉无异常，面纹及额纹对称，示齿可，伸舌居中，无吞咽困难及饮水呛咳，无声音嘶哑，转颈耸肩可。四肢浅感觉未见异常，四肢肌力及肌张力正常，病理征未引出。

术前 MRI：右侧桥脑占位：胶质瘤？（图 31）

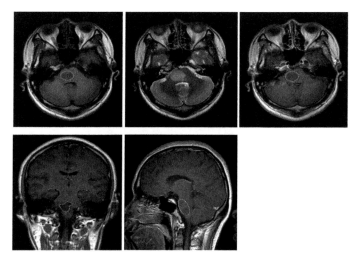

图 31 术前MRI显示肿瘤位于桥脑延髓交界处，$T_1$略低信号，$T_2$高信号，注射造影剂后无强化，提示肿瘤恶性程度较低。注意：最终病理结果显示病变为WHO Ⅲ级的星形细胞瘤，因此MRI在鉴别不强化的Ⅲ级肿瘤和Ⅱ级肿瘤时仍有一定的局限性

入院完善相关检查后行导航辅助下右远外侧入路肿瘤切除术，术中见肿瘤位于桥延交界区，位于右腹侧，灰红色，质软韧，边界不清楚，血供不丰富，在导航辅助下，显微镜下沿肿瘤大致边界小心分离，分块近全切除肿瘤，大小约3.0cm×3.0cm×2.5cm，电生理监测下周围神经、血管保护良好，手术顺利。

术后恢复平稳，术后1周查体：神清语利，查体配合，双侧瞳孔等大正圆，右眼对光反射迟钝，右眼外展受限。面部感觉无异常，面纹及额纹对称，示齿可，伸舌居中，无吞咽困难及饮水呛咳，无声音嘶哑，转颈耸肩可。四肢浅感觉未见异常，四肢肌力及肌张力正常，病理征未引出。术后 23 天患者出现脑积水，给予左侧脑室腹腔分流术。术后患者恢复可。

出院查体：神清语利，查体配合，双侧瞳孔等大正圆，右眼对光反射迟钝，右眼外展受限。四肢肌力 V 级，病理征未引出。出院后给予 TMZ 同步放化疗 +TMZ 6 周期辅助化疗方案治疗。术后定期复诊随访。

术后病理（图 32）：间变性星形细胞瘤（WHO Ⅲ级）。

术后 MRI 影像表现见图 33、图 34.

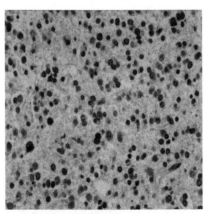

图 32　病理：间变性星形细胞瘤（WHO Ⅲ级）P-170+, MGMT+, MMP-9-, PTEN+, EGFR++, P53++, VEGF-, Ki-67++, TOPO Ⅱ ++, GST-π-
（彩图见彩插 13）

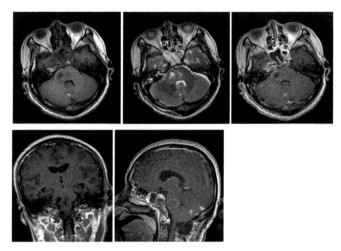

图 33　术后 10 天 MRI 显示肿瘤近全切除

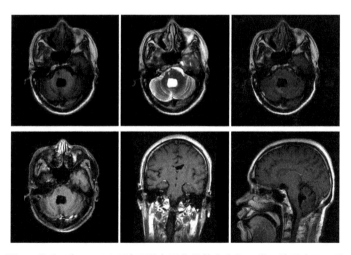

图 34　术后 2 年 MRI 可见脑干形态及信号基本恢复正常，脑干内可见肿瘤切除后的残腔。目前患者生活可以自理

病例点评：本病例肿瘤虽然在 MRI 上强化不明显，但是肿瘤偏向桥脑延髓交接部的一侧生长。考虑到肿瘤位于桥延沟水平，手术入路选择经远外侧入路，手术进入脑干的点在面神经、听神经下方，迷走神经的上方。因肿瘤原因，这个进入点的间隙要大于正常神经间的间隙，术中在导航指导下进一步确定进入脑干的点，手术中避免过度牵拉迷走神经，防止术中心率和血压的波动。因为手术入路所限，对于向中线生长的肿瘤切除还是有限制的。

## *57* 病例五：中脑－丘脑毛细胞型星形细胞瘤

患儿男性，13 岁。因进行性右侧肢体无力 2 个月，饮水呛咳 20 余天收入院。

入院查体：神志清楚，反应尚可，言语含混不清，查体合作，双眼运动正常，双侧瞳孔等大正圆，直径 4mm，对光反射迟钝，粗测双眼视力正常，右侧鼻唇沟变浅，口角稍左偏，耳鼻一般检查无异常，伸舌居中，吞咽稍困难，口腔分泌物较多。共济运动差，右侧明显，右侧上肢肌力Ⅲ级，右侧下肢肌力Ⅳ级，肌张力稍高，右侧半身感觉减退，生理反射左侧迟钝，右侧病理征（+）。

术前 MRI：左侧丘脑、中脑及桥脑左侧占位：胶质瘤可能性大；梗阻性幕上脑积水；大枕大池；双侧上颌窦黏膜下囊肿（图 35）。

入院完善相关检查后，行导航下左颞下入路丘脑脑干肿瘤切除术，术中抬起颞叶，切开小脑幕，见脑干肿胀，菲薄的脑组织下即见肿瘤，淡黄色，外形不规则，边界欠清楚，质地中等，血供较丰富，可见陈旧出血和坏死。累及桥脑、中脑及丘脑，导航下结合显微镜下分离肿瘤边缘，超吸分块切除病灶，大小约 5.0cm×3.5cm×3.0cm，右侧三叉神经、滑车神经、大脑后动脉等均保护完好，手术顺利。术前 DTI 重建结果见图 36。

术后恢复平稳，术后 1 周查体：神志清楚，反应可，言语较入院前好转，查体合作，双眼运动正常，双侧瞳孔等大正圆，直径 4mm，对光反射迟钝，粗测双眼视力正常，面纹对称，伸舌居中，咳嗽及吞咽反射正常。右侧上肢肌力Ⅰ级，下肢肌力Ⅳ级。出院后定期随访。术后 3 个月复查头颅 MRI，术后 MRI 影像学表现见图 37、图 38，术后 DTI 重建结果见图 39。

术后病理（图 40）：毛细胞型星形细胞瘤。Ki-67
偶见阳性细胞，NeuN 阴性。因病理为毛细胞型星形细
胞瘤，WHO Ⅰ级，而且手术中全切肿瘤，所以未建议
进行放化疗。

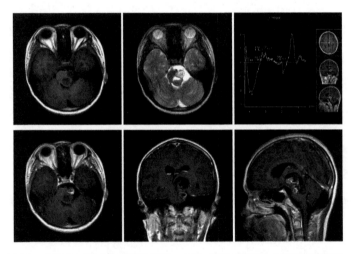

图 35　术前MRI显示肿瘤累及丘脑、中脑、桥脑，囊实性，囊形态不规则，
内部信号不均一，但囊壁薄，肿瘤边界清楚，瘤周无水肿。MRS 未发现
肿瘤区域 NAA 降低，Cho 升高

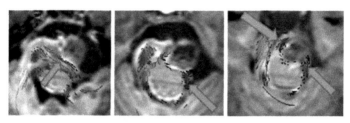

图 36　术前 DTI 重建结果：蓝色显示脑干内上下走行的皮质脊髓束和感觉传导束，肿瘤并未破坏纤维束，而是推挤为主（彩图见彩插 14）

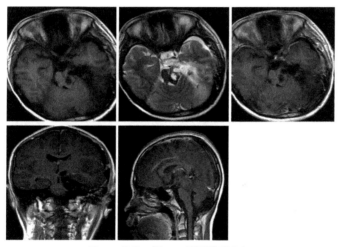

图 37　术后 1 周 MRI 显示肿瘤全切

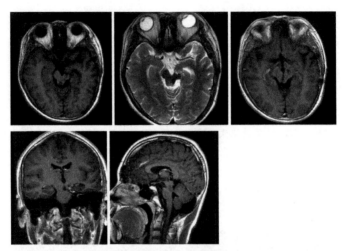

图 38　术后 3 个月 MRI 显示术区未见明显异常，患者 KPS 70 分

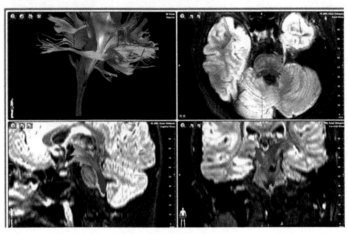

图 39　术后半年 DTI 重建结果显示皮质脊髓束（红色）和感觉传导束
（蓝色）均完整（彩图见彩插 15）

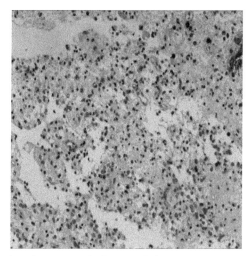

图 40　术后病理：毛细胞型星形细胞瘤。Ki-67 偶见阳性细胞，
NeuN 阴性（彩图见彩插 16）

病例点评：本病例肿瘤从中脑向丘脑生长，手术入路选择经颞底入路。打开环池，放出脑脊液，颞叶可以抬起，切开小脑幕，显露以滑车神经为中线的桥脑和中脑，术前神经传导束 DTI 显露神经纤维传导束被推到一侧，这是手术脑干进入点，术中尽可能在滑车神经的上方进入切除肿瘤。注意须在肿瘤内部切除，如果切到肿瘤的外部，特别是中脑，易导致患者出现明显的术后神经功能障碍。术中见肿瘤与脑干界限清楚，粘连不紧密，行镜下全切除。

## 58 病例六：局灶型中脑－桥脑间变性星形细胞瘤

患者男性，23 岁。因间断右侧肢体麻木无力 20 天收入院。

入院查体：神志清楚，精神可，言语流利，查体合作，双侧瞳孔等大等圆，直径 3mm，直接及间接对光反射灵敏，双眼运动可，各向运动正常，面部感觉无异常，面纹及额纹对称，双耳听力粗测尚可，主动及被动咳嗽反射良好，咽反射可，转颈耸肩可。右侧躯体感觉减退，右侧肢体肌力Ⅳ级，余肢体肌力及肌张力未见明显异常，余感觉系统未见明显异常，病理征 (-)。

术前 MRI：桥脑胶质瘤可能性大。

完善相关检查后，行左耳前颞下开颅肿瘤切除术。术中黄荧光下见肿瘤位于左侧脑干三叉神经上方及下方，磨除约 4mm×8mm 范围大小岩骨骨质，在三叉神经上方切开脑干，见肿瘤紫红色，质地软，供血极为丰富，边界不清，与周围脑干组织无明显边界。先瘤内切除部分肿瘤，压迫止血，然后小心沿肿瘤周边分离，分块近全切除病灶，大小约 4.5cm×4.0cm×3.0cm，手术顺利。

术后恢复平稳，出院查体：神志清楚，精神可，言语流利，查体合作，双侧瞳孔等大等圆，直径 3mm，直接及间接对光反射灵敏，双眼运动可，各向运动正常，面部感觉无异常，面纹及额纹对称，双耳听力粗测尚可，主动及被动咳嗽反射良好，咽反射可，转颈耸肩可。右侧躯体感觉减退，右侧肢体肌力 V- 级，余肢体肌力、肌张力未见明显异常，病理征（-）。出院后给予 TMZ 同步放化疗 +TMZ6 周期化疗方案治疗，术后定期复诊。

术后病理（图 41）：间变性星形细胞瘤（WHO Ⅲ级）。

本病例术前、术中及术后相关影像学表现见图 42 ～ 46。

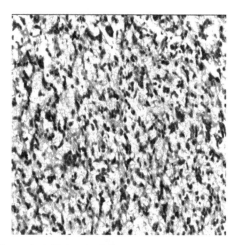

图 41　病理：间变性星形细胞瘤（WHO Ⅲ级）；GFAP+，Oligo2+，MAP-2+，SYN、NeuN 偶见阳性细胞，Ki-6710% ～ 20%（彩图见彩插 17）

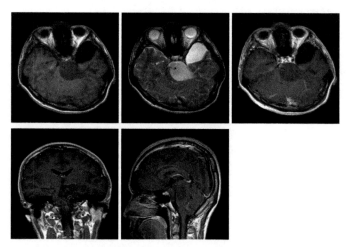

图 42　术前 MRI 显示肿瘤位于中脑桥脑，偏心性生长，和脑干之间边界清楚，注射造影剂后肿瘤内部散在强化灶

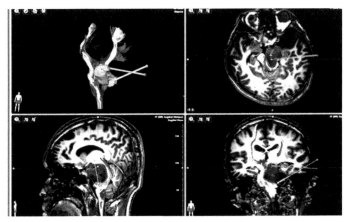

图43 术前DTI计划：图中绿色为皮质脊髓束，蓝色为感觉传导束，
肿瘤将皮质脊髓束挤向背内侧（彩图见彩插18）

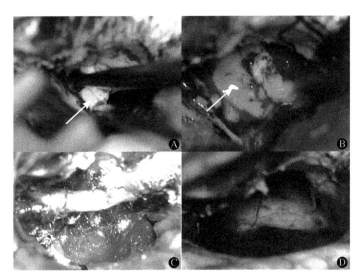

图44 术中所见：A、B白色箭头显示肿瘤明显黄染；C. 肿瘤切除后白光
下所见，D. 肿瘤切除后荧光显微镜下显示黄色消失（彩图见彩插19）

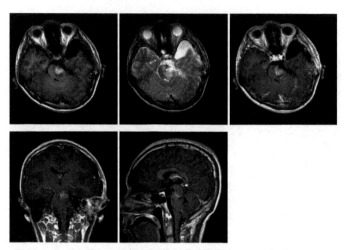

图 45　术后 1 周 MRI：瘤腔的异常信号为止血材料和创面修复反应

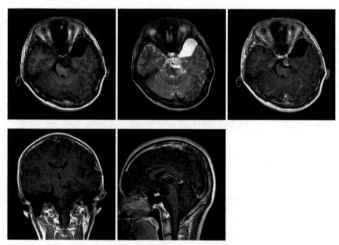

图 46　术后 1 年 MRI：显示肿瘤近全切除，患者行动自如，KPS 80 分

病例点评：本病例肿瘤虽然很大，但肿瘤呈偏心性

生长，偏向桥脑的一侧，根据术前脑干传导束 DTI 与肿瘤的关系，发现在桥脑的左侧腹外侧传导束相对缺少和薄弱，故选择经颞岩前（KAWASE）入路。术前 MRI 提示左侧有颞下蛛网膜囊肿，为手术入路提供了更好的显露空间。术中在导航的指引下，选择脑干进入点，在切除肿瘤时要遵守尽量保护腹侧、向后方和侧方切除的原则。肿瘤质地较软，供血丰富，不宜长时间在肿瘤内电凝，否则可能会出现电传导性脑干损伤；应尽量在肿瘤与脑干相对界面电凝止血，在三叉神经的上下空间内切除肿瘤。

## *59* 病例七：弥散内生型桥脑间变性星形细胞瘤

患儿男性，8 岁。因走路不稳、四肢乏力、复视 2 个月收入院。

入院查体：神志清楚，轮椅推入院，查体基本合作，言语模糊不清，双侧瞳孔等大正圆，直径 2.5mm，对光反射灵敏，粗测双眼视力正常，视野检查无法配合，双眼球外展受限，面纹基本对称，左侧流涎，双耳听力有所下降，但仍存在有效听力，饮水呛咳、吞咽困难、声音嘶哑。右侧肢体肌力Ⅳ～Ⅴ级，左侧肢体肌力Ⅲ～Ⅳ级，左侧肢体肌张力稍高，腱反射亢进，双侧指鼻试验、轮替试验、跟膝胫试验阳性，双侧病理征阳性，左侧较右侧显著。大小便困难。

术前 MRI：$T_2WI$ 见肿瘤几乎累及整个桥脑横断面，桥脑轻度膨胀，增强扫面见肿瘤背侧部分在增强扫描上表现出团块样强化（图47）。MRS 显示强化区域 Cho/NAA 比值明显高于非强化区域（图48）。二者均提示肿瘤局部恶性程度比较高。影像诊断考虑 DIPGs，局部可能存在间变或胶母变。

术前 DTI：重建结果显示双侧的皮质脊髓束，穿行于肿瘤内，偏腹侧，双侧的感觉性纤维（内侧丘系、脊髓丘系等）被肿瘤推挤到背侧。运动和感觉纤维之间存在一定的空间（图49）。

术前 11MET-PET 显示：肿瘤内部代谢不均一，高代谢区位于强化区域的左下方（图50）。

入院完善相关检查后，根据 DTI 及 11MET-PET 成像结果，最终选择右侧颞枕入路。侧方入路可以从腹侧皮质脊髓束和背侧感觉纤维束之间的间隙进入肿瘤内部，避免损伤皮质脊髓束造成运动功能的进一步丧失，又可以切除肿瘤的强化部分和蛋氨酸高代谢部分。术前半小时静注荧光素钠。术中切开小脑幕，见桥脑肿胀，在导航引导下于三叉神经下方进入肿瘤，肿瘤灰白色、质地软、血供中等、边界不清楚，荧光显微镜下见肿瘤黄染（图51）。导航辅助下切除腹侧皮质脊髓束和背侧感觉传导束缝隙中的肿瘤。术中电生理监测未见异常。手术顺利。

术后恢复平稳，术后1周查体：神志清楚，精神状态较术前明显好转，饮食睡眠可，查体基本同术前，术后大小便困难较术前有所缓解。术后6天复查，MRI表现见图52。出院后准备接受后续治疗。

术后病理（图53）：间变星形细胞瘤（WHO Ⅲ级）。P53(+++),Ki-67约10%。MGMT(++),MMP9(-),PTEN（±）,EGFR（++）,VEGF（+）。

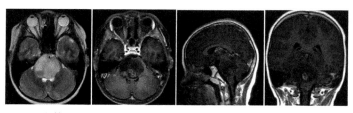

图47　术前MRI：$T_2$加权像可见肿瘤弥散性生长，累及整个桥脑横断面，脑干轻度肿胀；$T_1$增强可见肿瘤背侧区域散在团块状强化，提示局部恶性程度高

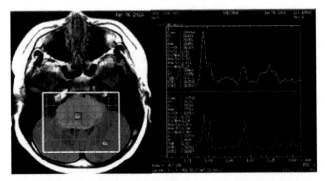

图 48 术前 MRS：肿瘤背侧接近强化区域 Cho/NAA 比值明显高于小脑的
参考区域，提示局部恶性程度较高（彩图见彩插 20）

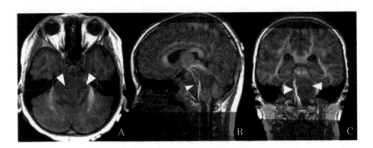

图 49 术前 DTI 重建图像：绿色纤维代表右侧的皮质脊髓束，蓝色纤
维代表左侧的皮质脊髓束。从图中可以清楚地看到皮质脊髓束在肿瘤内
部穿行，和背侧的感觉传导束之间存在一定的间隙。从侧方入路到达该
间隙可以切除肿瘤的强化和高代谢部分，而不加重现有运动功能障碍
（彩图见彩插 21）

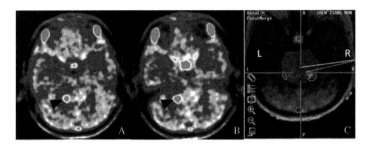

图 50　A、B. 术前 11MET-PET：肿瘤内部代谢活跃程度不均一，黑色箭头示脑干内部的高代谢区，位于增强区域的偏外侧，C. 11MET-PET 和 MRI 在导航中的融合显像，红色部分为高代谢区，注意导航图像的左右标识与核磁图像相反（彩图见彩插 22）

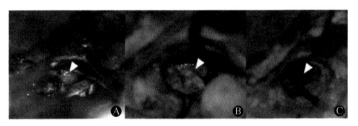

A. 白光下肿瘤灰白色，质地较软，血供中等；B. 荧光模式下，肿瘤呈黄染，与正常脑组织之间对比度明显；C. 肿瘤切除后，黄染消失。

图 51　术中所见肿瘤：白色箭头所示为肿瘤（彩图见彩插 23）

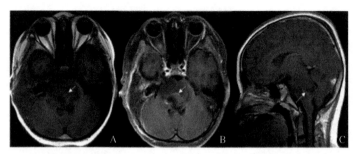

图52 术后6天MRI显示肿瘤切除区域与强化区和高代谢区吻合。对比 $T_1$ 平扫和强化可知白色箭头所指为术中所用的止血材料与创面的修复反应

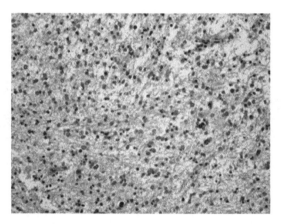

图53 术后病理：间变星形细胞瘤（WHO Ⅲ级）H&E 染色（× 200）
（彩图见彩插24）

病例点评：本病例肿瘤位于桥脑，成弥散性生长，术前 11MET-PET 显示：在弥散的肿瘤内有部分肿瘤呈现高代谢，手术目的是切除肿瘤高代谢的区域、明确

病理性质。根据术前神经传导束成像 DTI，选择右侧颞枕入路。导航辅助下于腹侧皮质脊髓束和背侧感觉传导束之间切除肿瘤的强化部分和蛋氨酸高代谢部分，可以避免因损伤皮质脊髓束造成的运动功能进一步丧失。

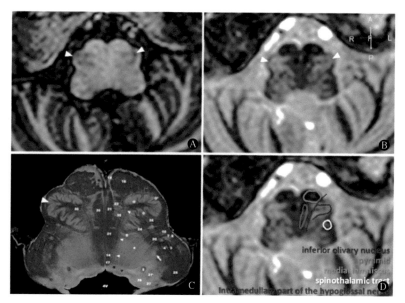

A、B 中白色箭头为下橄榄核；C 为脑干标本体外 11.4T 磁共振扫描得到的图谱；D. 绿色：皮质脊髓束，蓝色：内侧丘系，红色：下橄榄核，粉色：舌下神经，黄色：小脑下脚。

彩插 1  使用翻转恢复技术在 3T 上得到的神经核团信息

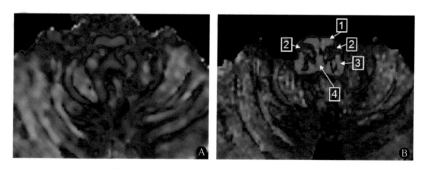

1：皮质脊髓束，2：下橄榄核，3：小脑下脚，4：内侧丘系。

彩插 2  高分辨率 DTI 成像提供的更精细的纤维束和结构信息

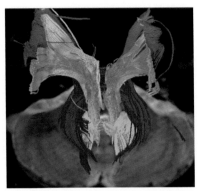

蓝色：皮质脊髓束，粉色：内侧丘系，橙色：小脑上脚，

红色：小脑中脚，绿色，小脑下脚

**彩插 3　DTI 纤维束重建显示脑干内的白质纤维束**

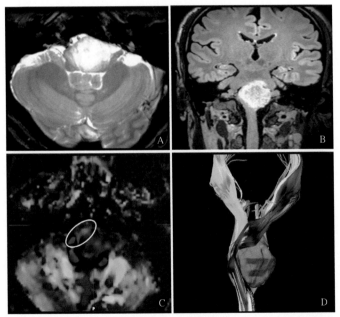

A. 轴位 $T_2$ 像显示延髓肿瘤；B. 冠状位 $T_2$ Flair 像显示肿瘤呈球形，延髓明显膨胀；C.DEC 图，白色圆圈内清楚地显示出双侧的皮质脊髓束；D.DTI 纤维束重建结果（前后位），红色为肿瘤，蓝色为左侧的皮质脊髓束，绿色为右侧的皮质脊髓束，由于肿瘤的推挤同侧皮质脊髓束明显向对侧移位。该患者有明显的四肢乏力感，查体显示右侧肢体肌力Ⅳ级，左侧肢体肌力Ⅴ级。

**彩插 4　皮质脊髓束和肿瘤的第一种关系：皮质脊髓束受到肿瘤的单纯推挤，没有被破坏**

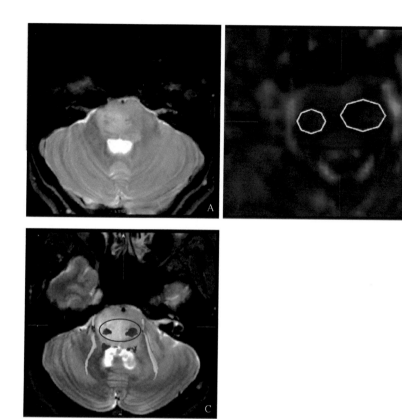

A. 平扫轴位 $T_2$ 加权像，显示这个桥脑横断面弥散性信号异常，右侧重左侧轻，脑干没有明显的肿胀变形；B.DEC 图显示桥脑无明显膨胀，皮质脊髓束位置未发生明显变化（黄色圆圈内），FA 值明显降低；C.$T_2$ 与重建纤维束的融合像，显示皮质脊髓束在肿瘤内的位置（红色圆圈内）。该患者有明显的四肢乏力感，伴有轻度走路不稳，神经系统查体显示双侧肌力 V 级。我们认为这种生长类型的肿瘤才是真正意义上的 DIPGs，具体到该患者由于脑干并没有明显肿胀，脑干内结构没有被明显的推移，所以不建议手术。

彩插 5　皮质脊髓束和肿瘤的第二种关系：皮质脊髓束从肿瘤中间穿过

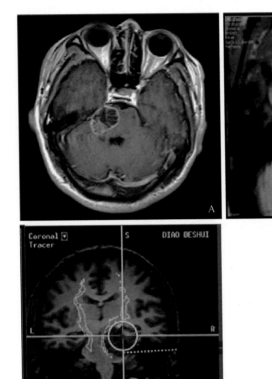

A. 轴位 $T_1$ 增强像显示右侧桥脑内一环形强化病变；B.DEC 和 $T_1$Flair 重合图像上显示重建的纤维束，见肿瘤将皮质脊髓束推向内侧，部分皮质脊髓束受到肿瘤破坏，从而无法重建出来；C. 术中镜下导航显示肿瘤和皮质脊髓束的位置关系。患者就诊时丧失自主行走能力，左侧肌力Ⅲ级，右侧肌力Ⅳ级。左侧肌张力高，腱反射亢进，病理征阳性。

彩插 6　皮质脊髓束和肿瘤的第三种关系：肿瘤推挤同时破坏皮质脊髓束

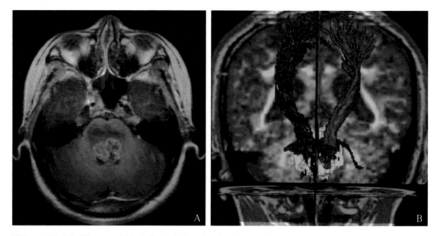

A. 轴位 $T_1$ 增强扫描，显示桥脑内的肿瘤，部分强化，腹侧水肿较明显；B.DTI 重建结果（前后位）显示纤维束在肿瘤前方中断。然而神经系统查体显示患者左侧肌力Ⅳ级，右侧肌力Ⅴ级，提示重建结果为假阴性。

**彩插 7　皮质脊髓束和肿瘤的第四种关系：进行纤维束重建时显示皮质脊髓束中断**

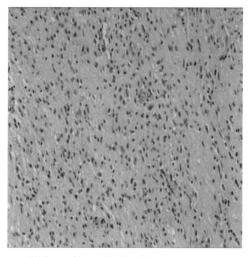

**彩插 8　病理：星形细胞瘤（WHO Ⅱ级）**

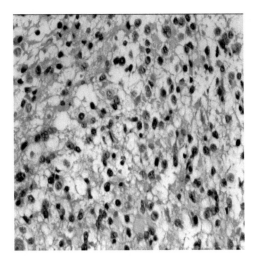

彩插 9　病理：星形细胞瘤（WHO Ⅱ级）

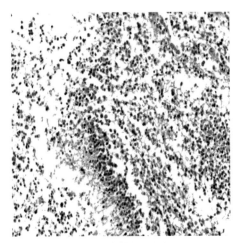

彩插 10　病理：胶质母细胞瘤含少枝胶质细胞瘤成分（WHO Ⅳ级）。GFAP+，Oligo2+，Ki-67 约 60%

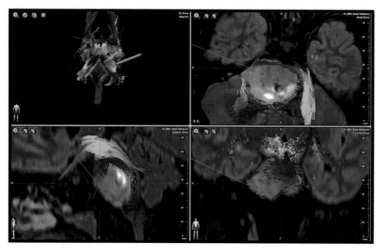

彩插 11　术前 DTI 计划：蓝色代表上下走行的纤维束，绿色代表前后走行的纤维束，红色代表左右走行的纤维束。重建结果显示肿瘤将运动和感觉纤维束一起推向了背侧（白色箭头），由于二者紧密相邻，无法区分开来。黄色箭头显示术中进入脑干的安全点

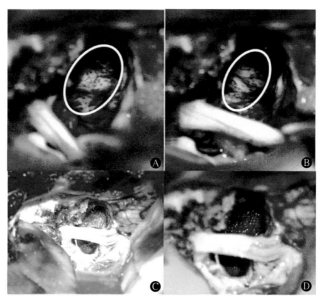

彩插 12　术中所见：A、B. 荧光显微镜下肿瘤呈黄色，C. 白光下肿瘤切除之后，D. 荧光下肿瘤切除后黄色消失

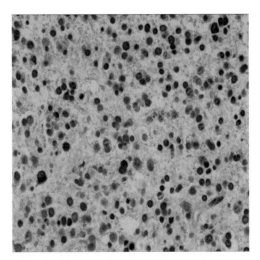

彩插 13　病理：间变性星形细胞瘤（WHO Ⅲ级）P-170+，MGMT+，MMP-9-，PTEN+，EGFR++，
P53++，VEGF-，Ki-67++，TOPO Ⅱ ++，GST-π -

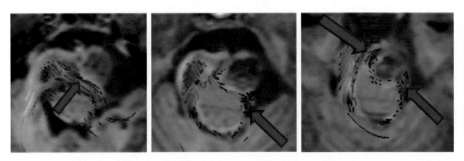

彩插 14　术前 DTI 重建结果：蓝色显示脑干内上下走行的皮质脊髓束和感觉传导束，肿瘤并
未破坏纤维束，而是推挤为主

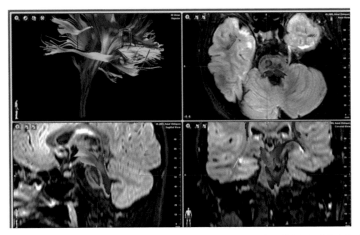

彩插 15　术后半年 DTI 重建结果显示皮质脊髓束（红色）和感觉传导束（蓝色）均完整

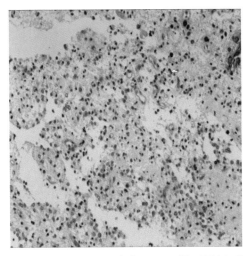

彩插 16　术后病理：毛细胞型星形细胞瘤。Ki-67 偶见阳性细胞，NeuN 阴性

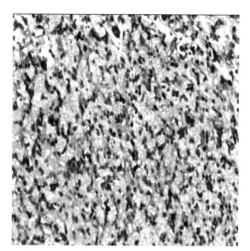

彩插 17　病理：间变性星形细胞瘤（WHO Ⅲ级）；GFAP+，Oligo2+，MAP-2+，SYN、NeuN 偶见阳性细胞，Ki-6710% ～ 20%

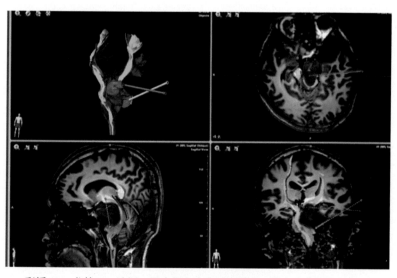

彩插 18　术前 DTI 计划：图中绿色为皮质脊髓束，蓝色为感觉传导束，肿瘤将皮质脊髓束挤向背内侧

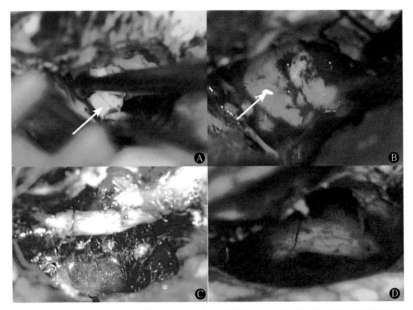

彩插 19　术中所见：A、B. 白色箭头显示肿瘤明显黄染；C. 肿瘤切除后白光下所见，D. 肿
瘤切除后荧光显微镜下显示黄色消失

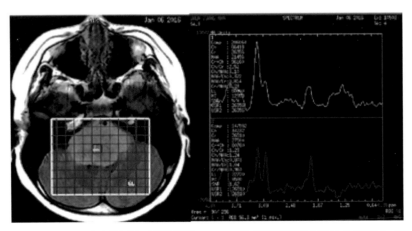

彩插 20　术前 MRS：肿瘤背侧接近强化区域 Cho/NAA 比值明显高于小脑的参考区域，提示局
部恶性程度较高

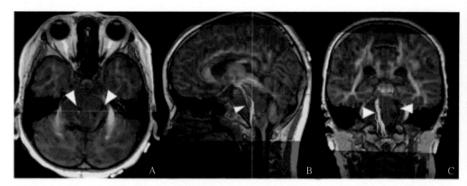

彩插 21　术前 DTI 重建图像：绿色纤维代表右侧的皮质脊髓束，蓝色纤维代表左侧的皮质脊髓束。从图中可以清楚地看到皮质脊髓束在肿瘤内部穿行，和背侧的感觉传导束之间存在一定的间隙。从侧方入路到达该间隙可以切除肿瘤的强化和高代谢部分，而不加重现有运动功能障碍

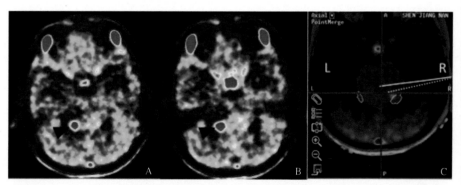

彩插 22　A、B. 术前 11MET-PET：肿瘤内部代谢活跃程度不均一，黑色箭头示脑干内部的高代谢区，位于增强区域的偏外侧，C.11MET-PET 和 MRI 在导航中的融合显像，红色部分为高代谢区，注意导航图像的左右标识与核磁图像相反

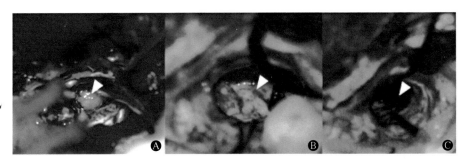

A.白光下肿瘤灰白色，质地较软，血供中等；B.荧光模式下，肿瘤呈黄染，与正常脑组织之间对比度明显；C.肿瘤切除后，黄染消失。

**彩插 23　术中所见肿瘤：白色箭头所示为肿瘤**

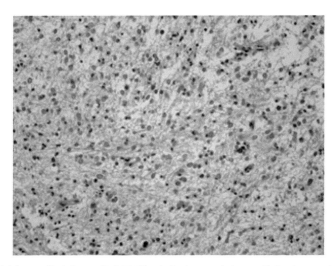

**彩插 24　术后病理：间变星形细胞瘤（WHO Ⅲ级）H&E 染色（×200）**